Susanne Danzer, Bastian Klamke

Reden Sie mit mir – Ich bin Ihr Patient

Susanne Danzer
Bastian Klamke

Reden Sie mit mir –
Ich bin Ihr Patient

Kleiner Kommunikationsratgeber
für Pflegende

schlütersche

Bibliografische Information der Deutschen Nationalbibliothek
Die Deutsche Nationalbibliothek verzeichnet diese Publikation in der Deutschen Nationalbibliografie; detaillierte bibliografische Daten sind im Internet über http://dnb.ddb.de abrufbar.

ISBN 978-3-89993-160-0

Die Autoren:

Susanne Danzer
Rostocker Straße 50/117
70376 Stuttgart

Bastian Klamke
Bismarckstraße 42
12169 Berlin

Susanne Danzer ist Krankenschwester, Mentorin, Wundtherapeutin, Praxisanleiterin und Peer-Tutorin Kinästhetik.

Bastian Klamke ist Krankenpfleger und Diplom-Pflegewirt.

Mehr wissen – besser pflegen!

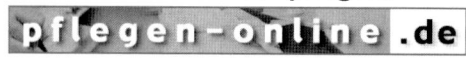

Besuchen Sie unser Pflegeportal im Internet.

Nachdruck der 1. Auflage von 2004

© 2007 Schlütersche Verlagsgesellschaft mbH & Co. KG,
          Hans-Böckler-Allee 7, 30173 Hannover

Alle Rechte vorbehalten. Das Werk ist urheberrechtlich geschützt. Jede Verwertung außerhalb der gesetzlich geregelten Fälle muss vom Verlag schriftlich genehmigt werden. Die im Folgenden verwendeten Personen- und Berufsbezeichnungen stehen immer gleichwertig für beide Geschlechter, auch wenn sie nur in einer Form benannt sind. Ein Markenzeichen kann warenrechtlich geschützt sein, ohne dass dieses besonders gekennzeichnet wurde.

Satz: PER Medien+Marketing GmbH, Braunschweig
Druck und Bindung: Druck Thiebes GmbH, Hagen

Inhalt

Vorwort 7
Einführung 9

Die Begrüßung 11
Das Aufnahmegespräch 14
Die Aufklärung 18
Auf Bedürfnisse eingehen 22
Den Patienten anleiten 26
Informationen geben 29
Mit demenzkranken Patienten umgehen 32
Keine Verniedlichungen! 36
Schüler im Patientenzimmer anleiten 39
Verbaler Aggression begegnen 43
Umgang mit dem Besuch 46
Patienten beraten und schulen 49
Keine Gespräche aufzwingen 53
Das Entlassungsgespräch 56

Bücher zum Thema »Kommunikation« 60

Vorwort

Die Idee zu diesem Buch entstand am Telefon. Denn: Man kann nicht nicht kommunizieren!
Nachdem uns unsere Lektorin – Claudia Flöer (der an dieser Stelle unser besonderer Dank gilt) – zusammengebracht hat, nahm die Idee zu diesem Buch immer konkretere Formen an, bis wir es klar vor Augen hatten und uns voller Tatendrang an die Entstehung gemacht haben.

Es gibt schon viele Bücher zum Thema Kommunikation in der Pflege. Warum also dieses Buch? Was unterscheidet es von anderen?

Uns war von Anfang an klar, was wir nicht wollten: Ein Buch voller trockener kommunikationswissenschaftlicher Theorien. Wir wollten etwas vollkommen anderes: einen praktischen Ratgeber mit Geschichten, die der Pflegealltag schreibt, Comics und konkreten Tipps zur Kommunikation. Wir wollten ein Buch machen, das zum Schmunzeln und Nachdenken gleichermaßen anregt, und Hilfestellung bietet.

Nun, hier ist er: Unser Kommunikationsratgeber! Sie haben hoffentlich so viel Spaß dabei, das Buch zu lesen, wie wir dabei hatten, es zu machen!

Stuttgart, Berlin, im Januar 2006   Susanne Danzer und Bastian Klamke

Einführung

Das Krankenhaus. Endlose Weiten von gleichförmigen Gängen und unzähligen Türen, die dem Fremden erscheinen wie das Labyrinth eines Irrgartens.
Wir Pflegekräfte, die wir hier täglich ein- und ausgehen, sind damit vertraut. Uns macht dieser alles durchdringende Geruch nach Putz- und Desinfektionsmitteln, Krankheit und Schlimmerem (das man sich lieber nicht vorstellen möchte) nichts mehr aus.
Wir Pflegekräfte kennen uns hier aus, wir verstehen uns. Schließlich sprechen wir dieselbe Sprache, abgesehen von regionalen Unterschieden.
Doch versteht uns auch der Patient? Leider nicht immer. Aus diesem Grund haben wir dieses Buch geschrieben.
Wir möchten Sie einladen, die Seite zu wechseln, einmal Patient zu sein: Stellen Sie sich vor, Sie würden zum ersten Mal ein Krankenhaus betreten und diesen langen Gängen gegenüberstehen. Sie kennen sich nicht aus. Sie wissen nicht, wohin Sie sich wenden sollen. Weiß gekleidete Menschen eilen durch die Flure, wie ein geschäftiges Ameisenvolk durch seinen Bau. Sie aber stehen auf der Station des Krankenhauses und haben keine Ahnung, wie es nun weitergeht. Sollen Sie jemanden ansprechen? Wird Sie jemand ansprechen? Kommen Sie ungelegen (alle sehen so beschäftigt aus …) Mehr noch: Sie haben Angst. Sie haben vielleicht sogar Schmerzen. Kurzum: Sie brauchen Hilfe und es scheint so, als würden Sie genau die hier nicht erhalten.
Dann, völlig unerwartet, kommt jemand lächelnd auf Sie zu und fragt Sie, ob Sie Hilfe brauchen. Ein rettender Engel! Freundlich, einladend. Erleichtert stellen Sie Ihre Fragen: »Wo muss ich hin? Wie komme ich dorthin?« – Der rettende Engel nickt, sagt freundlich: »Ich begleite Sie jetzt zu Ihrem Zimmer und dann besprechen wir in Ruhe, wie es weitergeht.« Das ist positive Kommunikation!
In diesem Buch begleiten wir einen fiktiven Patienten – Walter Fröhlich – durch seinen Krankenhausalltag, über Kommunikationsstolpersteine hinweg.
Walter Fröhlich ist 70 Jahre alt und hat noch nie zuvor ein Krankenhaus betreten, weil er eigentlich immer gesund war und Hausmittel bisher ihre Wirkung taten. Doch nun muss die Gallenblase raus. »Reine Routinesache«, hatte der Hausarzt gesagt …

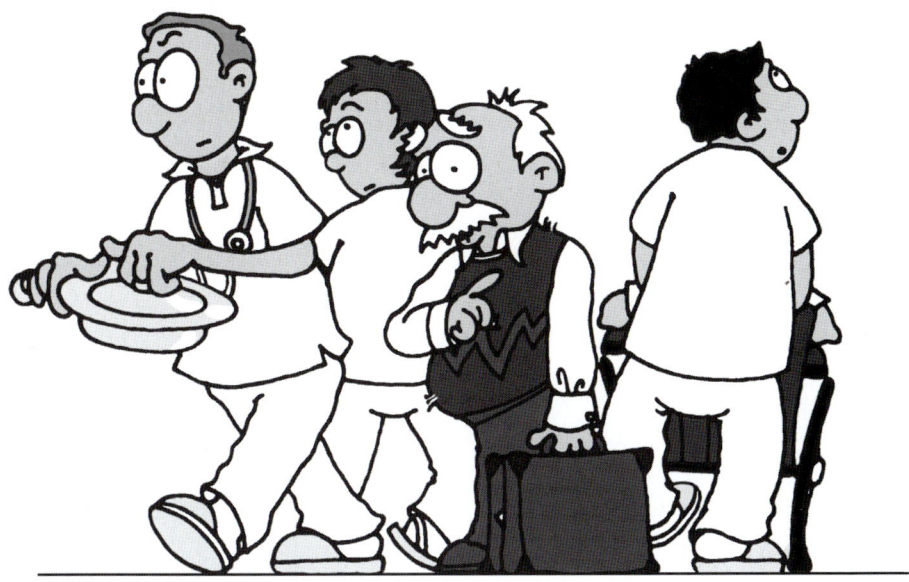

Die Begrüßung

Montagmorgen. 9:00 Uhr. Station F. Walter Fröhlich hat durch das Gewirr von Gängen, Treppenhäusern, Aufzügen und Stationen endlich sein Ziel erreicht: Station F, so hatte es im Schreiben des Krankenhauses gestanden. Nun allerdings steht er ratlos mit seinem Koffer in der Nähe des Dienstzimmers und weiß nicht so recht, was er tun soll. Alles ist fremd.

Viele Leute in weißen Kitteln eilen an ihm vorbei. Walter wagt aber niemanden anzusprechen, da alle ziemlich beschäftigt aussehen. Er fühlt sich unbehaglich, fast wie ein Eindringling.

Einerseits hätte er ja schon gern gewusst, wie es mit ihm weitergehen soll, andererseits will er niemandem zur Last fallen.

»Was soll ich nur tun?«, fragt er sich stumm. Nach ein paar Minuten nimmt er schließlich seinen ganzen Mut zusammen und spricht eine Schwester an, die auf ihn zueilt.

»Entschuldigen Sie, Schwester«, sagt er freundlich. »Mein Name ist Walter Fröhlich. Ich soll mich hier melden. Die Galle muss raus.«

Die Schwester bleibt stehen, blickt zunächst ihn und dann ihre Armbanduhr stirnrunzelnd an. Sie murmelt etwas und ist schon wieder auf und davon.

Walter Fröhlich blickt ihr betreten nach. Sein Unbehagen wächst.

Doch mit einem Mal geht eine andere Schwester auf ihn zu. Mit einem knappen »Hallo« winkt sie ihn hinter sich her. Walter muss sich beeilen, um mit ihr Schritt zu halten. Schließlich ist er nicht mehr der Jüngste, und die Beine wollen auch nicht mehr so. Die Schwester schaut sich nicht ein einziges Mal nach ihm um. Wichtig ist ihr offensichtlich ein rascher »Abtransport« ins Zimmer …

Versetzen Sie sich jetzt an die Stelle von Walter Fröhlich, wie würden Sie gern begrüßt werden? Denken Sie daran, dass Sie sich in einer unbekannten Situation und an einem fremden Ort befinden, an dem Sie sich nicht auskennen. Sie sind verwirrt und ängstlich. Wie fühlen Sie sich? Was denken Sie?

Wäre es nicht erleichternd, wenn eine Schwester auf Sie zukommen würde, sich Ihnen vorstellt und mit ein paar Worten zu verstehen gibt, wie es jetzt weitergeht?

Hier einige Tipps:

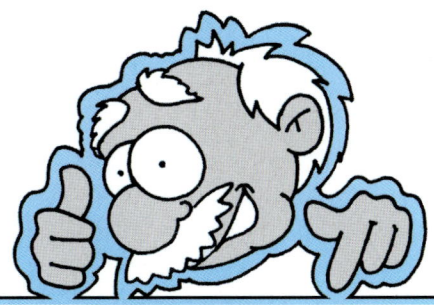

- Nehmen Sie sich einen Moment Zeit für den Patienten, der neu auf Ihre Station kommt. Selbst in stressigen, arbeitsreichen Schichten ist genügend Zeit für ein paar kurze, freundliche Worte.

- Nennen Sie Ihren Namen und begrüßen Sie den neuen Patienten kurz. Dadurch geben Sie ihm die Möglichkeit, Sie als einen Ansprechpartner zu erkennen.

- Signalisieren Sie dem Patienten bei Wartezeiten, dass er nicht vergessen wurde.

- Geben Sie dem Patienten Orientierungspunkte, wie Pflegedienstzimmer, Arztdienstzimmer, Toiletten und Nasszellen, damit er sich besser zurechtfinden kann.

- Machen Sie den Patienten mit seinem »kleinen Reich« und seinen Mitpatienten bekannt, wenn Sie ihn ins Zimmer bringen. Vergessen Sie dabei nicht, dass der Raum des Patienten sich nur auf Bett, Nachttisch, Schrank und ein wenig Platz auf der Konsole am Waschbecken beschränkt.

- Lassen Sie dem Patienten einen Moment Zeit, sich umzusehen und einzufinden. Zu viele Informationen auf einmal kann er ohnehin nicht behalten. Aufregung und Nervosität setzen die Aufnahmefähigkeit herab.

- Während der Patient seine Sachen auspackt, können Sie andere Arbeiten erledigen. Wenn Sie später zu ihm gehen, werden Sie dem Patienten Informationen, die Sie brauchen (z. B. Pflegeanamnese) oder geben wollen, leichter näher bringen können, da er dann bereits ein wenig zu Hause angekommen ist.

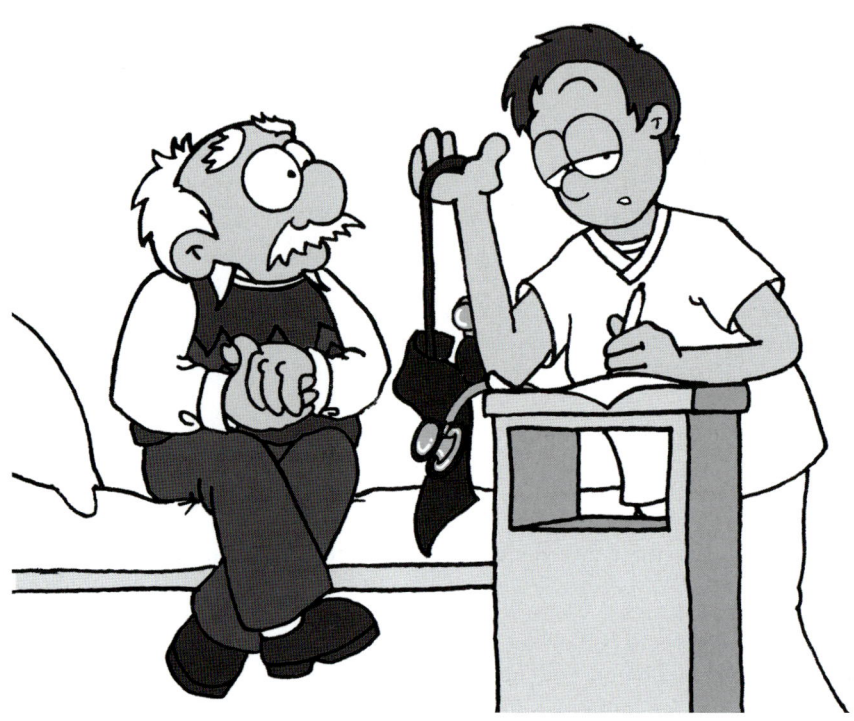

Das Aufnahmegespräch

Walter Fröhlich steht in seinem Zimmer und packt seine Sachen in einen der Schränke, die ihm die Schwester gezeigt hat. Vorsichtig schaut er sich um, wechselt erste Worte mit seinem Bettnachbarn und versucht sich an den Gedanken zu gewöhnen, hier die nächsten Tage zu verbringen.

Er setzt sich auf den Bettrand und schaut gerade zum Fenster hinaus, als eine Schwester hereinkommt: bewaffnet mit Blutdruckmessgerät, Stethoskop, Thermometer und einem Blatt Papier.

Sie legt alles auf Walter Fröhlichs Nachttisch ab und bleibt neben seinem Bett stehen.

»Ich führe jetzt ein Aufnahmegespräch mit Ihnen«, sagt sie forsch.

»Ein Aufnahmegespräch?«, fragt Walter zögerlich. »Was ist das?«

»Damit erfassen wir ein paar Dinge, die wir von Ihnen wissen sollten«, erklärt sie und bombardiert ihn mit Fragen: Allergien? Stuhlgang? Ernährung? Größe, Gewicht? Familienstand? Berufsstand? Die Fragen kommen so schnell, dass Walter Fröhlich ihnen kaum folgen kann und verwirrt dreinblickt. Seine Antworten sind stotternd, doch die Schwester ist scheinbar zufrieden.

Schließlich ermittelt sie noch seinen Puls, seine Temperatur und seinen Blutdruck.

»190 zu 100«, stellt sie fest

Walter Fröhlich ist beunruhigt.

»Ist das schlimm?«, will er wissen.

»Na, gut ist das nicht«, erwidert die Schwester knapp und rafft ihre Sachen zusammen.

»Wie geht es denn nun mit mir weiter?«, fragt er ängstlich.

»EKG, Röntgen, Blutabnehmen und der Doktor wird auch noch irgendwann zu Ihnen kommen.«

Damit ist sie auch schon aus dem Zimmer, bevor Walter überhaupt noch eine weitere Frage stellen kann.

Wie würden Sie diese Situation empfinden? Fänden Sie es in Ordnung, so behandelt zu werden? Oder würden Sie eine andere Gesprächsatmosphäre sinnvoller finden? Was würden Sie ändern?

Hier einige Tipps:

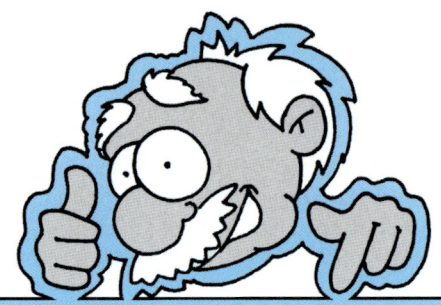

- Sorgen Sie beim Aufnahmegespräch für eine ruhige Atmosphäre. Gehen Sie, wenn möglich, in einen separaten Raum.

- Schicken Sie Besucher aus dem Patientenzimmer, falls Sie das Aufnahmegespräch dort führen möchten.

- Voraussetzung für ein Aufnahmegespräch ist natürlich die Fähigkeit, mit dem Patienten kommunizieren zu können. Bei sprachlichen Barrieren sollten Sie einen Dolmetscher hinzuziehen. Das kann ein Angehöriger, Kollege oder ein eigens bestellter Dolmetscher sein. Der Patient muss Sie verstehen können.

- Benutzen Sie Patientensprachführer, in denen die wichtigsten Fragen und Informationen in verschiedenen Sprachen übersetzt sind. Sie können entweder eigene Sprachführer erstellen oder Bücher benutzen (z. B. Deschka, M.; Roover, C.: Taschendolmetscher Pflege, Urban & Fischer: München 2002; Schweickert, I.; Fischer, P.: Internationaler Pflegesprachführer. Pflege kompakt, Kohlhammer Verlag: Stuttgart 2001).

- Setzen Sie sich zum Patienten, um mit ihm auf einer Höhe zu sein.

- Erläutern Sie kurz, warum das Aufnahmegespräch nötig und wichtig ist.

- Denken Sie daran, dass die Fragen intime Antworten enthalten. Nicht jeder Patient spricht gern über Stuhlgang und ähnliche Dinge.

- Benutzen Sie Gesten der nonverbalen Kommunikation. Einladende, beruhigende Gesten, zum Beispiel die nach oben gerichteten Handflächen, die Sie dem Patienten leicht entgegenstrecken, erleichtern den Gesprächsbeginn.

- Lassen Sie ihm Zeit zu antworten.

- Geben Sie dem Patienten im Gespräch Orientierungspunkte für den Tagesablauf. Damit erleichtern Sie ihm das Zurechtfinden auf der Station.

- Geben Sie dem Patienten die Möglichkeit, Fragen zu stellen.

- Erklären Sie dem Patienten zum Abschluss des Gesprächs, wie es weitergehen wird, welche Untersuchungen und Vorbereitungen noch auf ihn zukommen werden.

Die Aufklärung

Zwischenzeitlich ist es früher Nachmittag auf Station F. Walter sitzt auf einem Stuhl in der Nähe des Fensters, als die Tür aufgeht und Schwester Gudrun hereinkommt.

»Sie müssen jetzt zum EKG und anschließend zum Röntgen«, erklärt sie.

Walter Fröhlich schaut sie kurz an, schüttelt den Kopf und sinkt dann wieder in sich zusammen.

»Wollen Sie nicht gehen?«, fragt ihn die Schwester.

»Der Arzt war hier«, antwortet Walter. »Er hat mir gesagt, was morgen gemacht wird. Aber ich habe kein Wort verstanden. Er hat Ausdrücke benutzt, die ich nicht kenne und die auch ganz schrecklich klingen. Irgendwas von Lappen hat er gesagt.«

»Sie meinen Laparatomie?«, fragt die Schwester.

Walter nickt. »Ja, das war das Wort. Und ich weiß nicht, was es bedeutet. Auf alle Fälle hört es sich sehr schlimm an. Der Doktor hat noch andere schreckliche Worte benutzt, die ich nicht verstanden habe.«

»Haben Sie dem Arzt denn richtig zugehört?«, will die Schwester wissen. »Die meisten Patienten hören nämlich nicht richtig zu, wenn der Arzt ihnen was erklärt. Und dann wundern sie sich, wenn sie nichts verstanden haben.«

Walter zuckt mit den Schultern. Natürlich hat er zugehört, aber der Arzt hat viele Fremdwörter benutzt, er sprach auch ziemlich schnell, und da Walter schlecht hört, hat er noch weniger verstanden.

Die Schwester seufzt. »Immer dasselbe mit den Patienten«, denkt sie. »Und an wem bleibt die ganze Arbeit dann hängen? Natürlich an mir.«

»Haben Sie denn wenigstens die Einverständniserklärung unterschrieben?« Sie deutet auf das Papier, das auf Walters Nachttisch liegt. »Das müssen Sie nämlich, sonst können Sie morgen nicht operiert werden.«

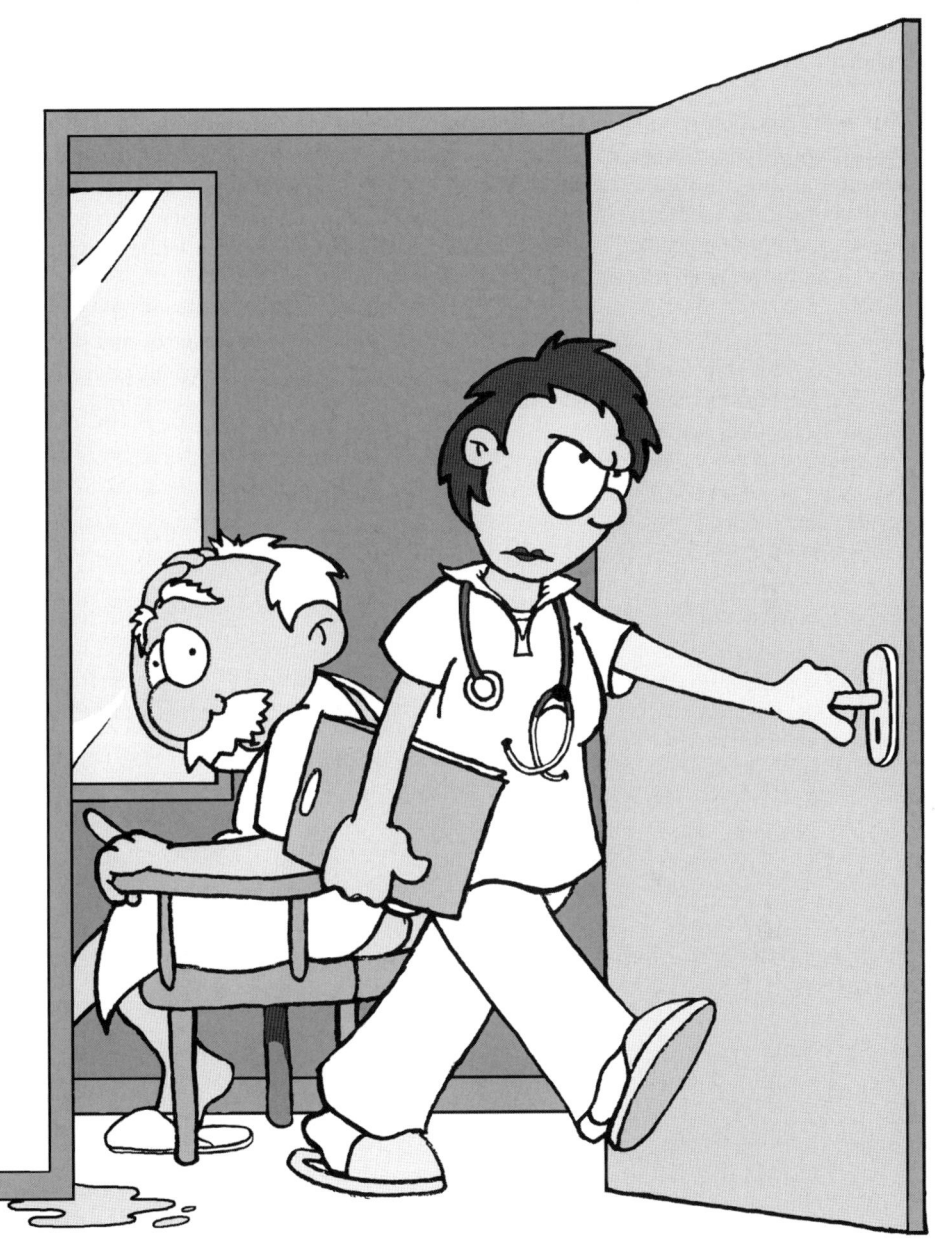

»Noch nicht, ich wollte noch einmal mit dem Arzt sprechen. Oder ... wenn Sie vielleicht Zeit hätten?«, fragt Walter hoffnungsvoll.

»Das wäre ja noch schöner«, schnaubt die Schwester und stemmt die Hände in die Hüften. »Erstens habe ich schon genug zu tun, und zweitens ist das die Aufgabe des Arztes. Sie hätten ja auch gleich nachfragen können, wenn Sie etwas nicht verstanden haben. Jetzt muss ich wegen Ihnen noch einmal auf die Suche nach dem Arzt gehen. Die sind wahrscheinlich wieder mal Kaffee trinken, während sich unsereins um deren Arbeit kümmern muss.«

Walter murmelt ein sehr leises Dankeschön und die Schwester rauscht aus dem Zimmer. Es tut ihm Leid, dass er der Schwester nun zusätzliche Arbeit gemacht hat, und er nimmt sich fest vor, besser aufzupassen, wenn der Arzt ihm das nächste Mal etwas erklärt.

War dieses Gespräch für Sie in Ordnung? Hätten Sie es anders gestaltet? Wenn ja, wie?

Hier einige Tipps:

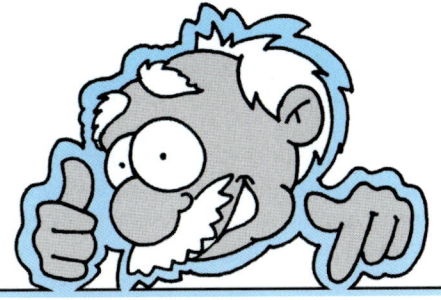

- Auf den Patienten wartet eine beunruhigende Situation. Er ist nervös und versteht daher oft die Erklärungen nicht.

- Geben Sie dem Patienten die Möglichkeit, Sie zu fragen. In der Regel hat er mehr Vertrauen zum Pflegepersonal.

- »Übersetzen« Sie dem Patienten Fachbegriffe, die der Arzt verwendet hat.

- Vermeiden Sie Fachausdrücke bei Ihren Erklärungen.

- Verwenden Sie zur Erklärung bildhafte Beispiele aus Bereichen, die dem Patienten vertraut sind. Sie können z. B. die Wundheilung mit dem Wachstum von Pflanzen in einem Garten vergleichen.

- Der Patient muss Zugang zu den Erklärungen finden.

- Sollte der Patient den Großteil des Inhalts der Aufklärung nicht verstanden haben, bitten Sie den Arzt, ihn erneut aufzusuchen. Die Aufklärungspflicht liegt rechtlich beim Arzt.

Auf Bedürfnisse eingehen

Es ist Dienstagnachmittag. Walter ist nach seiner Operation vom Aufwachraum zurück in sein Zimmer gebracht worden. Noch ist er etwas schläfrig und nimmt kaum wahr, was um ihn herum geschieht und wo er sich befindet. An seinem Arm hängt eine Infusion, aus seinem Bauch kommt ein Schlauch, der mit Wundflüssigkeit gefüllt ist und in einer Plastikflasche endet, die am Bett hängt.

Das alles nimmt Walter nur sehr schemenhaft wahr. Außerdem weiß er ohnehin nicht, was das für ein Schlauch ist und wozu er benutzt wird.

Was er allerdings sehr genau merkt, sind die Schmerzen in seinem Oberbauch, die ihn ziemlich quälen. Er wartet ein wenig ab, doch schließlich hält er es nicht mehr aus und läutet nach der Schwester.

Als die Schwester kommt, versucht er ihr zu sagen, dass er Schmerzen hat. Sein Mund ist jedoch so trocken und rau, dass ihm das Sprechen schwer fällt. Er bekommt nur ein heiseres Flüstern heraus.

»Sie müssen mir schon sagen, was Ihnen fehlt«, herrscht die Schwester ihn an, »sonst kann ich Ihnen nicht helfen.«

»Schmerzen«, krächzt Walter schließlich.

»Haben Sie Schmerzen?«, fragt die Schwester.

Walter nickt und schließt ermattet die Augen. Das Sprechen hat ihn sehr angestrengt.

»Sie können keine Schmerzen haben«, erklärt die Schwester. »Sie haben im Aufwachraum Schmerzmittel bekommen.«

Walter blickt die Schwester flehend an.

»Wie gesagt, Sie können keine Schmerzen haben«, wiederholt sie. »Sie müssen sich zusammenreißen. So schlimm kann das mit den Schmerzen nicht sein, nachdem Sie erst im Aufwachraum etwas bekommen haben.«

Auf dem Weg zur Tür sagt sie noch: »Sie müssen noch warten. Später können Sie ein Schmerzmittel haben.«

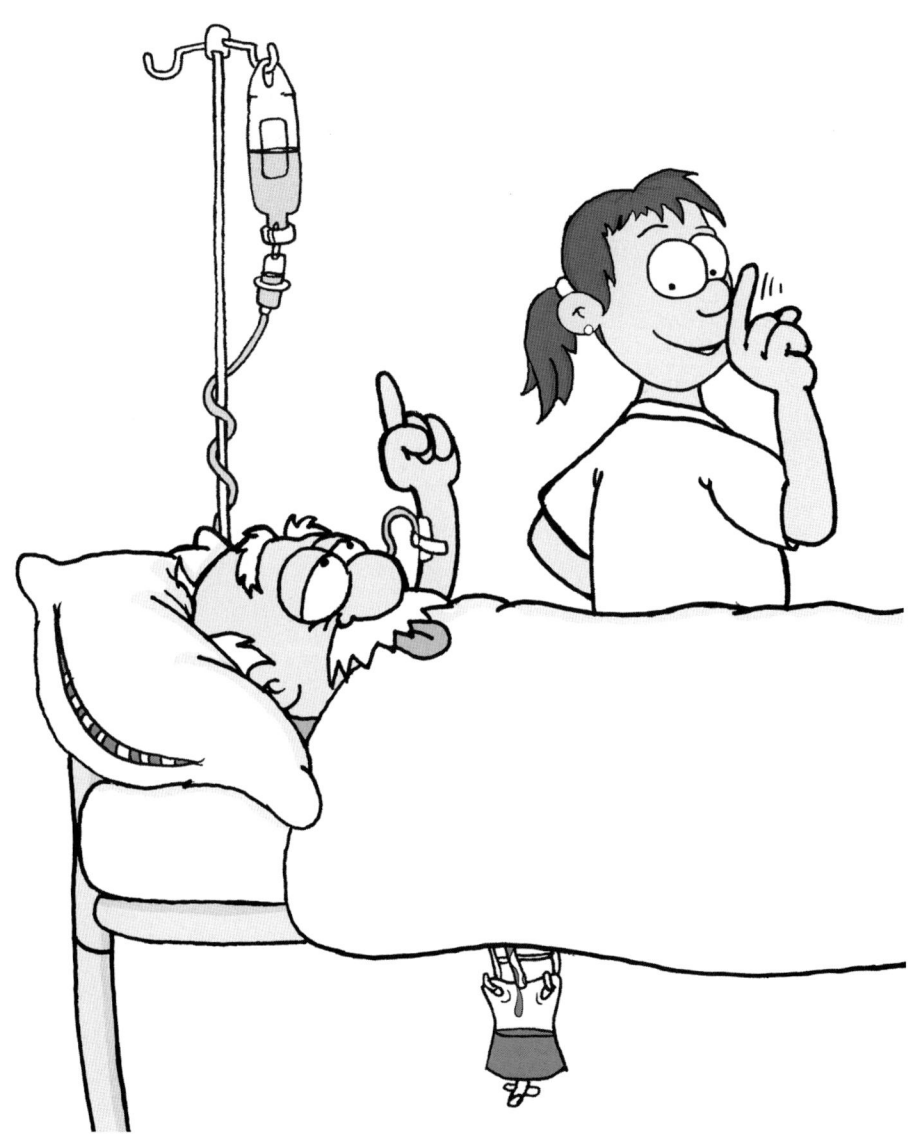

So bleibt Walter zurück und fühlt sich allein und unglücklich. Doch er hofft, dass die Schwester vielleicht ein Einsehen hat – vielleicht bringt sie ihm ja doch noch ein Schmerzmittel?

Sie glauben nicht, dass so etwas vorkommt? Sie glauben nicht, dass jemand, der ein Schmerzmittel braucht, keines bekommt? Sind Sie sicher, dass Sie eine solche Situation nicht schon einmal erlebt haben?
Was würden Sie denken, wenn jemand für Sie entscheidet, ob Sie ein Bedürfnis haben oder nicht?

Hier einige Tipps:

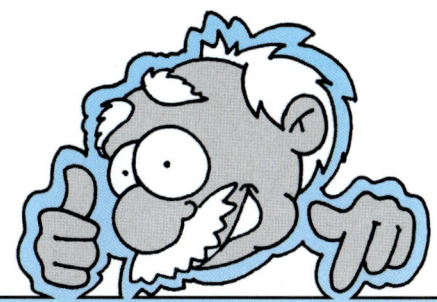

- Der Patient entscheidet, ob er ein Schmerzmittel braucht. Schmerz ist subjektiv. Jeder Mensch empfindet Schmerz anders. Sie können nicht wissen, wie und in welcher Intensität der Patient den Schmerz empfindet.

- Sollte der Patient sich aus diversen Gründen nicht richtig äußern können, geben Sie Stichpunkte. Auf diese kann der Patient mit Nicken oder Kopfschütteln antworten, oder mit Ja oder Nein.

- Entscheiden Sie nicht für den Patienten, ob er gerade etwas braucht. Das kann nur der Patient selbst sagen.

- Benutzen Sie Schmerzskalen wie NRS (Numerische Rating-Skala), VRS (Visuelle Rating-Skala) oder eine Smiley-Skala, die sich besonders gut für Kinder oder demente Patienten eignet. Diese Skalen dienen als Hilfsmittel für den Patienten, um die Stärke seiner Schmerzen einschätzen und verdeutlichen zu können.

- Sollten Sie aus irgendeinem Grund kein Schmerzmittel oder Ähnliches verabreichen können, erklären Sie, warum das so ist. Ein Patient muss nachvollziehen können, warum er etwas nicht bekommt, das er gern haben möchte oder zu brauchen glaubt.

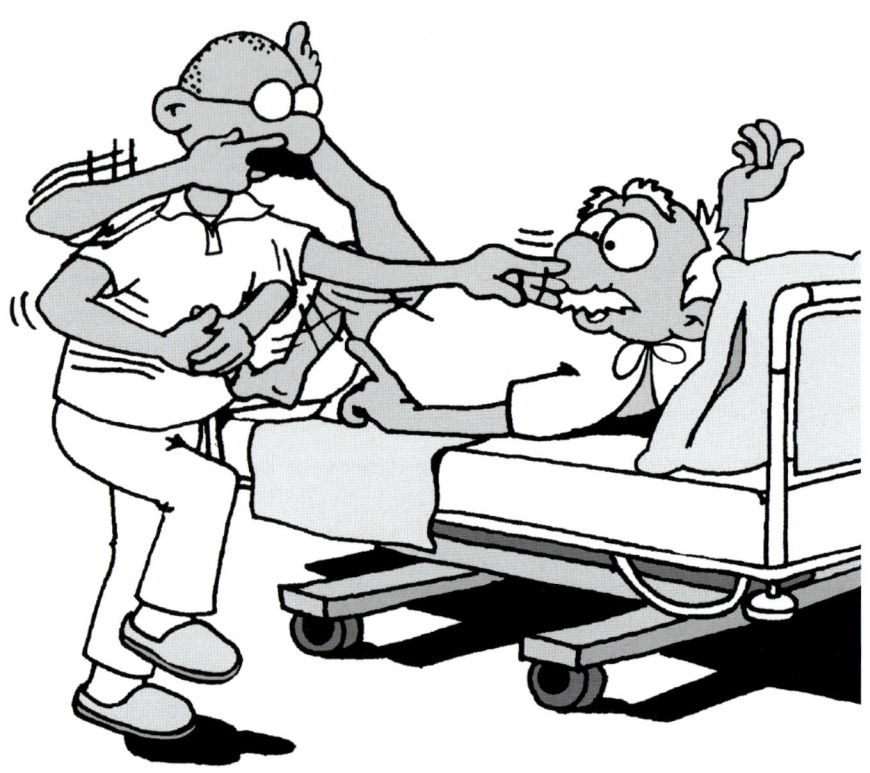

Den Patienten anleiten

Walter hat die erste Nacht nach seiner Operation überstanden. Es ist früh am Morgen, als ein Pfleger das Zimmer mit einem fröhlichen »Guten Morgen« betritt und direkt zu ihm ans Bett kommt.

Walter Fröhlich öffnet die Augen. Das Deckenlicht kommt ihm gleißend hell vor und bewegen kann er sich auch nicht. Ihm tut alles weh. Besonders sein Bauch.

»Zeit zum Aufstehen, Herr Fröhlich«, meint der Pfleger. »Sie wollen doch in Ihrem Bett keine Wurzeln schlagen.«

»Mir tut mein Bauch weh«, klagt Walter. »Ich glaube nicht, dass ich aufstehen kann. Kann ich nicht erst ein Schmerzmittel bekommen?«

Der Pfleger winkt ab. »Ach, ich mobilisiere Sie nach den neuesten Bewegungstheorien. Sie werden gar nicht merken, wie schnell Sie aus dem Bett und auf den Beinen sind. Sie müssen nur das tun, was ich Ihnen sage.«

Bevor Walter noch etwas sagen kann, hat ihm der Pfleger bereits mit raschem Griff die Decke weggezogen.

»So«, meint der Pfleger, »dann nehmen Sie mal das Kinn auf die Brust. Hände auf den Bauch. Beine aufstellen. Nun Gewicht verlagern. Lassen Sie Ihre Massen folgen. Eine nach der anderen. Wir wollen ja kinästhetisch aufstehen. Schön auf Ihre Drainage aufpassen. Die wollen Sie sich doch nicht rausziehen. Das wäre nicht gut. Auf die Seite drehen. Nicht die Luft anhalten. Beine aus dem Bett. Langsam über die Seite aufsitzen.«

Walter fühlt sich schwindelig. Er hat das Gefühl, alles wäre in ihm verknotet. Was hat der Pfleger gesagt? Wo sollen noch mal seine Hände hin? Wie war das? Beine aufstellen oder gestreckt lassen? Auf welcher Seite soll er aus dem Bett? Was soll er sich auf keinen Fall rausziehen?

»Na, ein bisschen müssen Sie sich schon anstrengen«, sagt der Pfleger mit gerunzelter Stirn.

Walter würde gern etwas darauf erwidern, doch sein Bauch schmerzt zu sehr und er braucht seine ganze Kraft für einige ziellose Bewegungen. Schließlich bleibt er ermattet still liegen und schämt sich.

Der Pfleger zuckt mit den Schultern. »Offensichtlich habe ich keinen Erfolg mit Ihnen. Sie tun ja nicht, was ich Ihnen sage. Man könnte meinen, Sie wollen gar nicht aufstehen. Na ja, lassen wir das. Ich komme später noch mal und dann versuchen wir es erneut. Vielleicht geht's dann besser mit Ihnen.«

Wie denken Sie über diese Situation? Stellen Sie sich vor, Sie wären der Patient. Hätten Sie den Erklärungen des Pflegers und dem schnellen Tempo folgen können?

Wie wären Sie anstelle des Pflegers vorgegangen?

Hier einige Tipps:

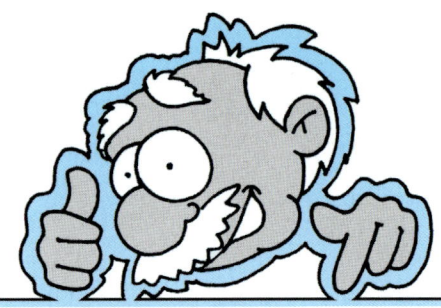

- Informieren Sie den Patienten vorher darüber, was Sie mit ihm vorhaben, und erklären Sie ihm die einzelnen Schritte.

- Achten Sie darauf, dass der Patient in der Lage ist, Ihnen und Ihren Aussagen zu folgen.

- Geben Sie klare, kurze Anweisungen.

- Geben Sie nicht zu viele Anweisungen auf einmal. Das verwirrt den Patienten.

- Geben Sie dem Patienten Zeit, Ihren Anweisungen zu folgen und sie umzusetzen. Der Patient bestimmt das Tempo.

- Weisen Sie den Patienten darauf hin, dass er Ihnen sagen soll, wann er eine Pause benötigt.

- Wenn Sie das Gefühl haben, der Patient hat Ihre Anweisung nicht verstanden, dann wiederholen Sie sie ggf. in einem anderen Wortlaut.

- Wenn Sie kinästhetisch arbeiten, kann eine gelegentliche Wissensauffrischung nicht schaden (Eisenschink, A.; Bauder Missbach, H.; Kirchner, E.: Kinästhetische Mobilisation. Schlütersche: Hannover 2003; Citron, I.: Kinästhetik. Kommunikatives Bewegungslernen. Thieme: Stuttgart 2004; Hatch, Maietta: Kinästhetik. Elsevier: München 2002).

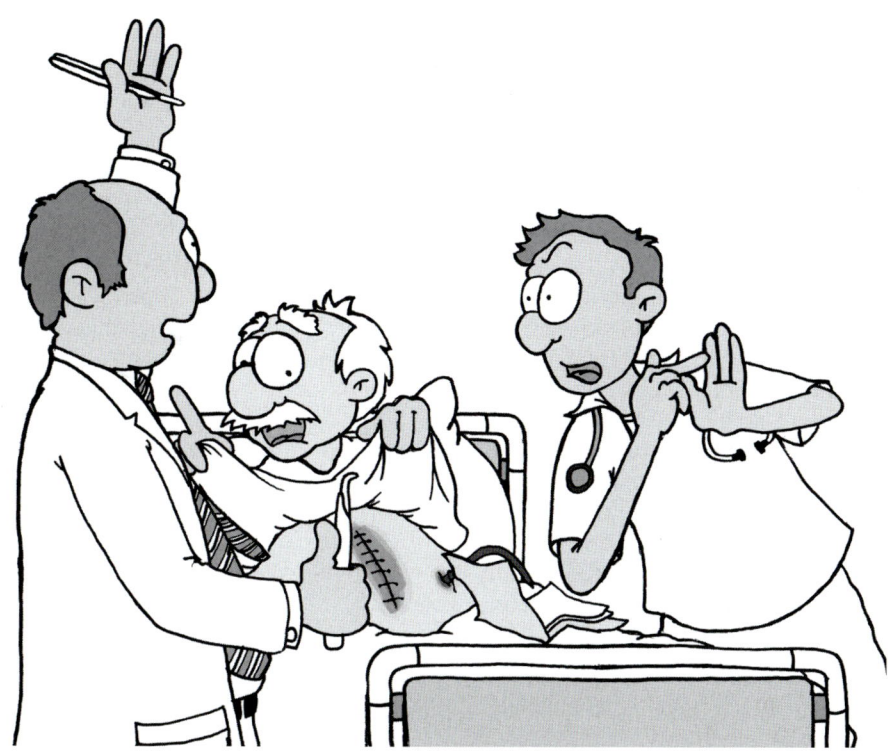

Informationen geben

Walter liegt im Bett, nickt kurz ein und ist ansonsten froh, dass gerade mal nichts los ist. Da geht die Tür auf, ein Arzt und ein Pfleger kommen mit einem Verbandswagen ins Zimmer und marschieren direkt auf ihn zu. Walter ist alarmiert.

»So, dann wollen wir mal«, sagt der Pfleger, zieht die Decke fort und schiebt Walter Fröhlichs Flügelhemd hoch, sodass sein Bauch frei und der Verband sichtbar wird. Mit einem knappen Handgriff reißt der Arzt nun das Pflaster von der Wunde. Walter ist so überrascht, dass er vor lauter Schreck und Schmerz nur noch keuchen kann.

Anschließend wird es kalt, weil der Pfleger die Naht mit reichlich Desinfektionsmittel einsprüht. Es läuft in Bächen über den Bauch und tropft schließlich ins Bett. Walter fühlt es unangenehm feucht an seinen Hüften. Gern würde er darauf hinweisen, aber Arzt und Pfleger unterhalten sich gerade lebhaft über das Fußballspiel des gestrigen Abends, das offensichtlich nicht so verlaufen ist, wie es von beiden erwünscht war.

Während sie munter über Fußballtaktik diskutieren, liegt Walter da und schaut von einem zum anderen. Er schämt sich ein bisschen, weil er ohne Unterhose daliegt. Zudem hätte er gern gewusst, wie seine Wunde aussieht.

Walter hebt gelegentlich leicht den Finger – er stört wirklich nur ungern. Aber er muss sich keine Sorgen machen. Er stört die beiden keineswegs. Sie gucken nämlich nicht auf ihn, sondern erörtern leidenschaftlich einen Elfmeter, der zu Unrecht vergeben wurde.

Walter beobachtet aufmerksam, wie der Pfleger dem Arzt ein Pflaster reicht, das dieser dann auf die Wunde klebt. Der Pfleger zieht mit einer raschen Bewegung das Flügelhemd hinunter und wirft die Decke wieder über Walter Fröhlich.

»Das war's schon«, verkündet er und eilt mit seinem Verbandswagen dem Arzt nach, der das Zimmer bereits verlassen hat.

Walter blickt ihnen irritiert nach. Er hat das Gefühl, überfallen und beraubt worden zu sein. Wie geht es denn weiter?, fragt er sich. Was ist mit dem Schlauch, der immer noch in seinem Bauch steckt? Wie sieht die Wunde aus? Kann er davon ausgehen, dass sie in Ordnung ist?

Walter nimmt sich fest vor, beim nächsten Mal auch garantiert zu fragen, was er jetzt nicht fragen konnte. Immerhin weiß er nun, wie das gestrige Fußballspiel ausgegangen ist.

Stellen Sie sich vor, Sie liegen in einem Krankenbett, jemand kommt zu Ihnen und macht etwas an Ihnen, ohne Sie darüber zu informieren. Was würden Sie empfinden?

Hier einige Tipps:

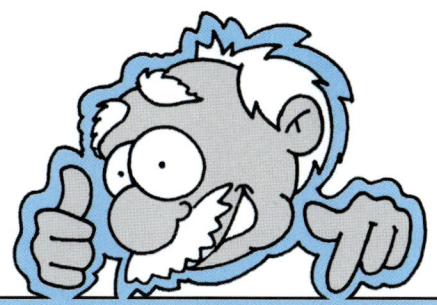

- Begrüßen Sie den Patienten, wenn Sie ins Zimmer kommen, falls sie ihn an diesem Tag noch nicht gesehen haben.

- Informieren Sie den Patienten über das, was Sie mit ihm vorhaben. Für Sie mag es eine Routinearbeit sein – für den Patienten nicht.

- Warnen Sie den Patienten vor, bevor Sie ihm die Decke wegziehen oder sein Hemd zur Seite ziehen. Denken Sie immer daran, dass Sie in die Intimsphäre des Patienten eindringen.

- Warnen Sie den Patienten vor, wenn eine schmerzhafte Situation auf ihn zukommt, damit er sich darauf vorbereiten kann.

- Informieren Sie ihn über Fortschritte oder auch Rückschritte. Der Patient sollte wissen, wie die Entwicklung verläuft. Patienten, die es nicht wissen wollen, werden dies kundtun.

- Unterhalten Sie sich nicht über den Kopf des Patienten hinweg mit Kollegen oder dem Arzt.

- Beziehen Sie den Patienten in Gespräche mit ein.

- Geben Sie dem Patienten die Möglichkeit, Fragen zu stellen.

- Erkundigen Sie sich nach Abschluss Ihrer Tätigkeit, ob der Patient noch etwas braucht, bevor Sie das Zimmer verlassen.

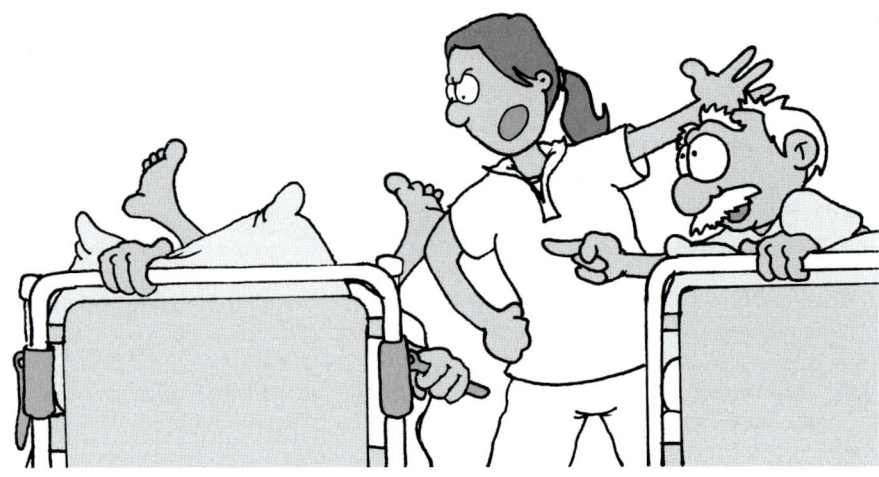

Mit demenzkranken Patienten umgehen

Walter Fröhlich hat seine ersten drei Tage auf der Station überstanden. Seine Redondrainage (dies Wort hat ihm ein Mitpatient erklärt, den er auf dem Flur traf) ist gezogen, die Schmerzen sind weniger geworden, und er kann sich endlich wieder freier bewegen. Immerhin ist er schon in der Lage, sich seinen Tee selbst am Teewagen auf dem Stationsflur zu holen. Er ist froh, die Schwestern damit ein wenig entlasten zu können.

Sein letzter Mitpatient, mit dem er sich ganz gut verstanden hat, wurde am Morgen entlassen. Gegen Nachmittag wurde dafür ein anderer Patient zu ihm ins Zimmer gelegt, der die meiste Zeit zu schlafen scheint.

Am Bett seines neuen »Nachbarn« sind Gitter angebracht. Walter vermutet, dass sie dem Schutz des alten Mannes dienen sollen, damit er nicht aus dem Bett fällt und sich dabei schwer verletzt.

Mittlerweile ist es Abend geworden und Walters Mitpatient ist erwacht. Unruhig blickt er sich um. »Herbert!«, ruft er plötzlich. »Herbert!« Walter ist irritiert. Herbert muss wohl sehr wichtig sein.

»Kann ich Ihnen helfen?«, fragt Walter und wendet sich dem alten Mann zu.

Zu Walters Schrecken fuchtelt der alte Mann daraufhin mit seinen Händen in der Luft herum, ruft wieder nach »Herbert« und verheddert sich mit den Füßen im Bettgitter. Walters Panik wächst. Wenn sich der alte Mann jetzt vielleicht verletzt? Ist er dann vielleicht schuld? Walter läutet kurzerhand nach der Schwester, die kurz darauf im Zimmer erscheint.

»Was gibt's?«, ruft sie und bleibt an der Tür stehen.

»Er ist so unruhig«, sagt Walter und deutet auf seinen Mitpatienten. »Er ruft dauernd nach einem Herbert. Ich weiß nicht, was er hat. Ich habe ihn schon gefragt, ob ich ihm helfen kann, aber er spricht nicht mit mir.«

Missmutig geht die Schwester zum Bett des alten Mannes, stellt sich mit vor der Brust verschränkten Armen daneben und schaut auf den Mann hinunter.

»Was ist los?«, fragt sie ihn gereizt.

»Herbert!«, schreit der alte Mann immer wieder. »Hilfe! Herbert!«

 »Nun hören Sie aber mal auf hier rumzuschreien, Herr Maier«, schimpft die Schwester. »Sie stören Ihren Mitpatienten. Außerdem haben Sie überhaupt keinen Grund zu schreien.«

»Hilfe! Herbert! Hilfe!«, schreit Herr Maier weiter und rüttelt dabei an seinen Bettgittern.

»Sie wollen also nicht damit aufhören«, stellt die Schwester erbost fest. »Dann werde ich eben zu anderen Mitteln greifen müssen. Sie bekommen jetzt das starke Beruhigungsmittel, das der Doktor aufgeschrieben hat. Dann werden wir ja mal sehen, ob Sie nicht Ruhe geben.«

Mit diesen Worten rauscht sie aus dem Zimmer und kommt kurz darauf mit einem Medikamentenbecher zurück. Als Herr Maier erneut dazu ansetzt, um Hilfe zu rufen, schüttet die Schwester ihm den Saft kurzerhand in den Mund.

»Eunerpan®-Saft hat schon immer geholfen«, sagt sie triumphierend, wirft den Medikamentenbecher in den Abfall und verlässt das Zimmer, ohne Herrn Maier noch eines Blickes zu würdigen.

Walter beobachtet die ganze Situation mit großen Augen und fragt sich, wer denn nun eigentlich Herbert ist.

Ihnen fällt der Umgang mit dementen Patienten schwer? Sie fühlen sich unwohl, wenn Sie mit solchen Patienten kommunizieren sollen? Denken Sie kurz darüber nach, was der Grund dafür sein könnte.

Stellen Sie sich vor, wie Sie sich fühlen würden, wenn Sie sich an einem Ort wiederfänden, an dem Sie sich nicht orientieren könnten. Würde Ihnen diese Situation Angst machen? Wären Sie aggressiv oder passiv in Ihrem Verhalten?

Hier einige Tipps:

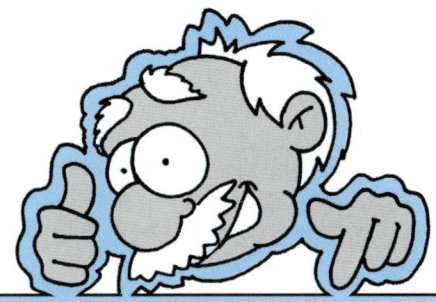

- Eine fremde Umgebung verwirrt demenzkranke Menschen. Geben Sie Ihnen Zeit, sich einzugewöhnen. Zeigen Sie ihnen, zu Fuß oder im Rollstuhl sitzend, die Station. Markieren Sie die Zimmertüren z. B. mit einem Bild oder einem Handschuhgesicht. Weisen Sie immer wieder auf dieses Symbol hin, damit die Patienten es sich einprägen können.

- Bleiben Sie beim Umgang mit demenzkranken Patienten ruhig, auch im Tonfall. Aufregung und Nervosität übertragen sich auf diese Patienten, wodurch die Aufnahmefähigkeit zusätzlich herabgesetzt wird.

- Halten Sie sich vor Augen: Wiederholungen des bereits Gesagten sind erforderlich. Demenzkranke Patienten haben Störungen des Kurzzeitgedächtnisses. Sie können sich Informationen nicht länger als ein paar Sekunden merken.

- Machen Sie klare Aussagen. Zu Diskussionen sind demenzkranke Patienten nicht in der Lage, da sie einer Argumentation nicht folgen können.

- Vermeiden Sie es, einem demenzkranken Patienten etwas auszureden, nach dem er verlangt. Darauf können solche Patienten aggressiv oder depressiv reagieren, und Sie haben eine neue Situation geschaffen, mit der Sie noch schwerer zurechtkommen.

- Lassen Sie demenzkranken Patienten ihre Erinnerung. Dies ist oftmals ihr einziger Orientierungspunkt.

- Demenzkranke Patienten sind in der Regel unruhig. Mobilisieren Sie sie so oft wie möglich. Manchmal reicht es schon, sie in einen Rollstuhl zu setzen und an eine Stelle zu bringen, von der aus sie am Stationsleben teilnehmen können.

- Benutzen Sie Methoden zur Validation. Das heißt, Sie versuchen zu verstehen, warum ein demenzkranker Patient so reagiert, wie er reagiert. (Messer, B.: 100 Tipps für die Validation. Brigitte Kunz Verlag: Hannover 2005).

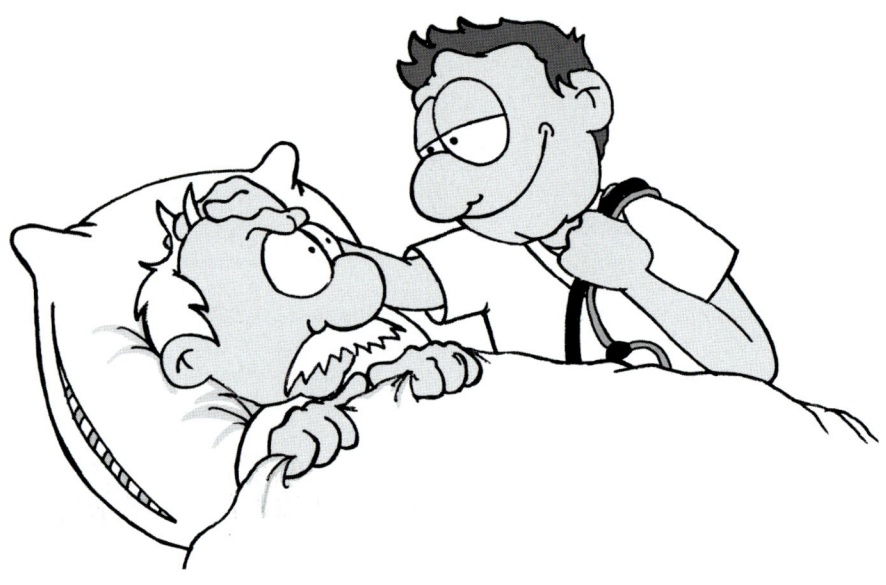

Keine Verniedlichungen!

Ein neuer Tag im Krankenhaus bricht an. Walter hat recht gut geschlafen und ist früh aufgestanden, um sich zu waschen. Er möchte mit Waschen und Anziehen fertig sein, bevor die Schwestern kommen, um Blutdruck zu messen und das Bett zu machen. Schließlich fühlt er sich nach seiner Operation wieder ganz gut und findet, dass er das Meiste allein machen kann. Füße waschen und Antithrombosestrümpfe anziehen, nun ja, das kann seine Frau machen, wenn sie später zu Besuch kommt.

Walter sitzt auf seinem Bett, als die Tür aufgeht und ein Pfleger samt Pflegewagen ins Zimmer kommt. Mit einem lässigen »Morgen« kommt er herüber, stellt Walters Medikamente in einem Tagesdispenser auf den Nachttisch und greift nach dem Blutdruckmessgerät, das er sich unter den Arm geklemmt hat.

»Na, Opa Fröhlich«, plaudert der Pfleger drauflos, »gut geschlafen? Siehst ja heute viel besser aus als gestern. Geht Dir wohl besser, was?«

Walter ist perplex. Opa Fröhlich? Er kann sich nicht daran erinnern, mit diesem jungen Mann verwandt zu sein. Er kennt ja nicht einmal dessen Namen.

»Noch nicht sehr gesprächig heute morgen, was?«, redet der Pfleger weiter. »Macht ja nichts. Ist ja noch früh. Aber einen ordentlichen Blutdruck hast Du, fast wie ein Junger. Da kann man richtig neidisch werden.«

Walter fühlt sich bei dem vertraulichen Umgangston des jungen Mannes reichlich unwohl. Er weiß nicht, wie er darauf reagieren soll, obwohl es ihn ärgerlich macht, wie der Pfleger mit ihm spricht. Als wäre er ein kleines Kind.

»Gibt dann gleich Frühstück. Willst sicher einen Kaffee, was, Walter?«, sagt der Pfleger, bevor er zu Walters Bettnachbar geht, um auch bei diesem Blutdruck zu messen.

Als der Pfleger mit seiner Arbeit im Zimmer fertig ist, packt er seine Sachen zusammen und geht zur Tür.

»Bis später, Jungs«, ruft er beim Hinausgehen und lässt die Tür hinter sich zufallen.

Walter blinzelt. Dieser Pfleger ist ihm unangenehm.

Stellen Sie sich vor: Ein Fremder spricht Sie auf vertrauliche Art an. Wie würden Sie sich dabei fühlen? Wäre das für Sie in Ordnung?

Würden Sie sich dagegen wehren und die Person in ihre Schranken weisen? Oder wären Sie genauso hilflos wie Walter Fröhlich? Überlegen Sie sich einen Moment, wie Sie mit älteren Patienten umgehen. Benutzen Sie Verniedlichungen?

Hier einige Tipps:

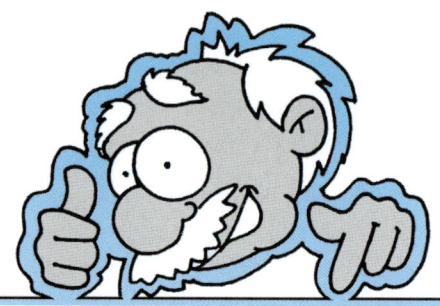

- Verwenden Sie keine Anreden wie »Oma« oder »Opa«. Sie haben es mit erwachsenen Menschen zu tun, die nicht mit Ihnen verwandt sind.

- Jeder Patient sollte mit seinem Nachnamen angesprochen werden.

- Duzen Sie keine Patienten. Sollte es sich um junge Patienten handeln, dann erkundigen Sie sich, wie sie gern angesprochen werden möchten.

- Gehen Sie respektvoll mit Patienten um.

- Behandeln Sie Patienten so, wie Sie behandelt werden möchten.

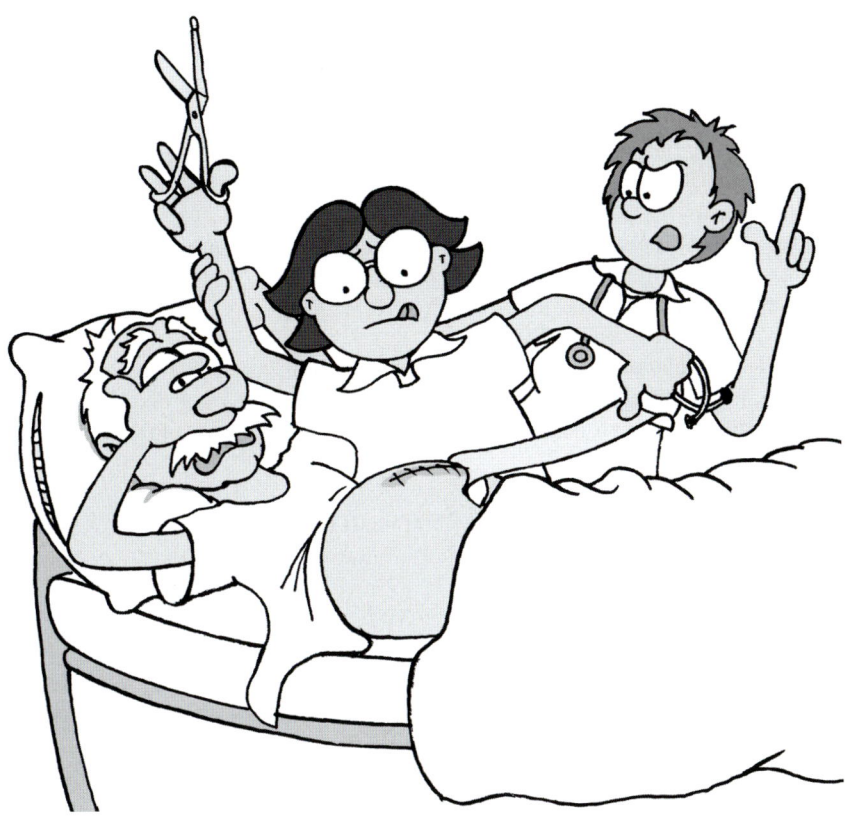

Schüler im Patientenzimmer anleiten

Nach dem Frühstück sitzt Walter auf seinem Bett und wartet darauf, was der Tag ihm so bringen wird. Das Wetter draußen ist nicht gerade einladend, und Walter beschließt, noch ein Nickerchen zu machen.

Gerade als er die Bettdecke über sich ausbreitet, kommt eine Schwester ins Zimmer. Bei ihr ist eine Krankenpflegeschülerin, die Walter bereits kennt, weil sie ihm gestern sein Abendessen brachte.

»Herr Fröhlich, das ist Stephanie, unsere Krankenpflegeschülerin«, informiert die Schwester Walter schon von der Tür aus. »Sie soll heute den Verband an Ihrer Wunde erneuern. Sicherlich haben Sie nichts dagegen. Die jungen Dinger müssen ja auch praktisch üben, was sie in der Theorie gelernt haben.«

Walter ist etwas überrumpelt, doch er hat nichts dagegen und willigt ein.

Stephanie kommt schüchtern näher, klappt die Tischplatte des Nachtkästchens aus und stellt ein Tablett darauf ab, auf dem sich Kompressen, Desinfektionsmittel, Pflaster und Scheren türmen.

Schüchtern bittet Stephanie Walter, sich auf sein Bett zu legen und seinen Bauch frei zu machen. Geflissentlich desinfiziert sie ihre Hände und greift dann zum Desinfektionsspray, um den Verband einzusprühen.

»Halt«, ruft die Schwester entsetzt. »Fixiervliese sprüht man niemals ein. Damit kann man ganz schlimme Allergien auslösen, weil der Kleber auf der Haut bleibt. Dadurch kann es sogar zu offenen Stellen an der Haut kommen. Das wollen wir doch nicht, oder?«

Die Schülerin schüttelt heftig den Kopf und stellt die Flasche mit dem Desinfektionsmittel beiseite. Walter ist alarmiert. Wie neu ist diese Schülerin eigentlich?

Als Stephanie sich daran machen will, den Verband zu entfernen, wird sie erneut von der Schwester aufgehalten.

»Doch nicht ohne Handschuhe«, sagt die Schwester unwirsch. »Du willst doch keine Keime an die Wunde bringen und schuld sein, wenn es bei Herrn Fröhlich zu einer wüsten Wundinfektion kommt. Da kann weiß Gott was passieren.«

Wieder schüttelt Stephanie den Kopf, geht zum Handschuhspender, der neben der Tür hängt, um sich ein Paar Handschuhe zu holen. Walter atmet schnell und flach. Wird Schülerin Stephanie ihn wirklich ernsthaft in Gefahr bringen?

Stephanie entfernt mittlerweile den Verband und verwirft ihn in den Abfalleimer, der neben dem Bett steht.

»Na, wenigstens das hast Du richtig gemacht«, meint die Schwester und verschränkt die Arme vor der Brust.

Die Schülerin nimmt das Desinfektionsmittel und sprüht die Wunde damit ein.

Walter verzieht etwas das Gesicht. Dieses Desinfektionsmittel brennt immer ein bisschen, und außerdem ist es kalt.

»Du solltest den Patienten schon vorwarnen, bevor Du was machst«, erklärt die Schwester mit ärgerlich hochgezogenen Augenbrauen. »Immerhin kann dieses Zeug ganz schön brennen.«

Stephanie wirft Walter einen entschuldigenden Blick zu. »Das wollte ich nicht.«

»Jetzt ist es zu spät«, meint die Schwester. »So etwas muss man vorher sagen. Nun mach weiter, damit wir endlich fertig werden. Ich habe noch genug Arbeit und kann nicht ewig hier rumstehen und Dir auf die Finger schauen.«

Nachdem das Desinfektionsmittel genug Zeit hatte einzuwirken, nimmt Stephanie ein Päckchen sterile Kompressen und will es aufreißen. In der Krankenpflegeschule hatte man ihr beigebracht, dass es besser ist, überschüssiges Desinfektionsmittel abzuwischen, bevor man den neuen Verband aufbringt.

Gerade als sie das Päckchen öffnen will, wird es ihr von der Schwester aus der Hand gerissen.

»Das ist völlig unnötig«, erklärt die Schwester und lässt das Päckchen mit den sterilen Kompressen wieder auf das Tablett fallen. »Es reicht, wenn Du das neue Pflaster draufklebst. So ein bisschen Desinfektionsmittelrückstand auf der Haut wird Herrn Fröhlich nicht umbringen.«

Als Stephanie schließlich fertig ist, schaut sie Walter entschuldigend an und bedankt sich dann dafür, dass sie einen Verbandswechsel bei ihm üben durfte.

Als die beiden dabei sind das Zimmer zu verlassen, hört Walter noch, wie die Schwester alle Fehler aufzählt, die die Schülerin gemacht hat.

Wie würden Sie sich als Patient fühlen, wenn Sie mit anhören müssten, was ein anderer angeblich alles falsch macht? Hätten Sie da nicht auch Angst um Ihre eigene Gesundheit? Oder davor, was noch alles auf Sie zukommen kann?

Wie würden Sie sich anstelle der Schülerin fühlen? Hatten Sie während Ihrer Ausbildung ein solches Erlebnis? Wie kamen Sie sich vor, als Ihnen das Gefühl vermittelt wurde, alles falsch zu machen? Waren Sie unsicher oder machte es Sie aggressiv?

Hier einige Tipps:

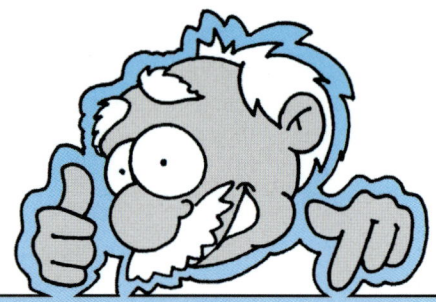

- Planen Sie die Anleitesituation gemeinsam im Voraus.

- Besprechen Sie die anstehende Tätigkeit mit der Schülerin, bevor Sie gemeinsam zum Patienten gehen.

- Informieren Sie den Patienten vorab über die Anleitesituation.

- Beziehen den Patienten in die Anleitesituation mit ein.

- Überlassen Sie vor allem dem Auszubildenden die Kommunikation mit dem Patienten.

- Greifen Sie im Patientenzimmer nur dann in den Ablauf ein, wenn es nicht anders geht. Zu viel und unnötige Kritik verunsichert den Auszubildenden.

- Was Sie sagen, sollte in einem ruhigen Tonfall erfolgen. Jedes Lauterwerden der Stimme ist für den Patienten ein Warnsignal und verunsichert ihn.

- Besprechen Sie die Anleitesituation noch einmal, nachdem Sie das Zimmer verlassen haben. Jetzt ist Zeit und Gelegenheit, Dinge zu besprechen, die Ihnen aufgefallen sind (sowohl positive wie negative) (Quernheim, G.: Spielend anleiten und beraten. Springer Verlag: Berlin 2004; Mensdorf, B.: Schüleranleitung in der Pflegepraxis. Kohlhammer Verlag: Stuttgart 2002).

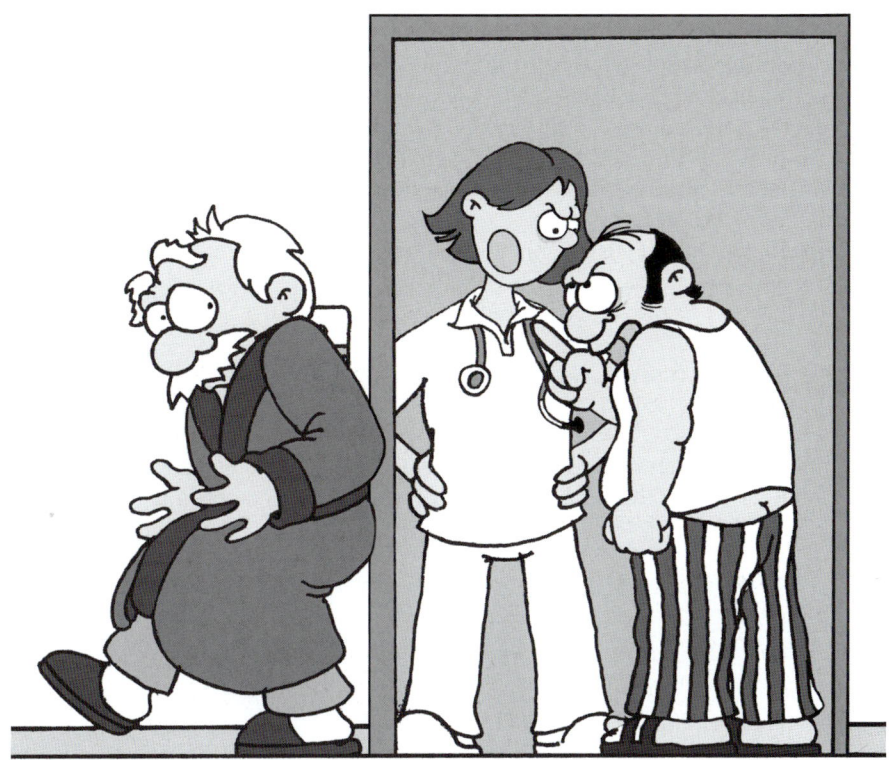

Verbaler Aggression begegnen

Walter macht einen kleinen Spaziergang über den Flur. Er fühlt sich gut, könnte fast Bäume ausreißen. Eingehüllt in seinen Morgenmantel spaziert er gemütlich über den Stationsflur – nach dem Mittagessen tut ein wenig Bewegung gut.

Als Walter am Dienstzimmer vorbeikommt, sieht er einen Patienten und eine Schwester an der Tür stehen. Beide sind sehr aufgebracht.

»Das Mittagessen hier ist ja der reinste Fraß«, schreit der Patient die Schwester an. »So was kann man doch keinem Menschen vorsetzen. Sie wollen wohl alle vergiften, was? Damit Sie in Ruhe Ihren Kaffee trinken und quatschen können.«

»Das ist ja wohl eine Unverschämtheit«, empört sich die Schwester. »Wie können Sie nur so etwas behaupten?«

»Machen Sie jetzt bloß nicht auf unschuldig«, wettert der Patient weiter. »Sie haben doch überhaupt keine Lust zu arbeiten. Das sieht man Ihnen doch schon an. Von wegen zu viele Überstunden, wie es immer in den Zeitungen steht. Davon kann doch keine Rede sein. Würden Sie nicht so viel Kaffee trinken, dann hätten Sie auch die Zeit, Ihre Patienten richtig zu versorgen und müssten ihnen keinen Fraß vorsetzen, den kein Mensch runter bekommt.«

»Mit Ihnen rede ich doch gar nicht«, schimpft die Schwester. »Seien Sie froh, dass Sie überhaupt was zu essen bekommen. Andere Menschen müssen hungern.«

»Das ist ja wieder typisch …«

Mehr bekommt Walter nicht mehr mit. Er schleicht sich davon, weil es so aussieht, als wollten sich der wütende Patient und die Schwester gleich gegenseitig an die Gurgel gehen. Da bringt man sich besser aus der Schusslinie.

Sicherlich ist es Ihnen selbst schon passiert, dass ein Patient aggressiv auf Sie reagiert hat, obwohl Sie sich keiner Schuld bewusst waren. Wie haben Sie sich dabei gefühlt? Wie haben Sie reagiert? Waren Sie ruhig und gelassen oder genauso aufgebracht wie der Patient?

Hier einige Tipps:

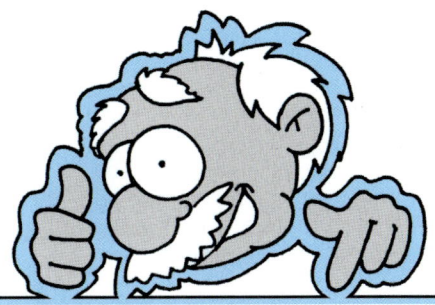

- Bleiben Sie ruhig, wenn ein Patient Sie anschreit. Aggression Ihrerseits führt zu noch mehr Wut beim Patienten. Die verbale Auseinandersetzung schaukelt sich dabei hoch.

- Beruhigt sich der Patient nicht, gehen Sie aus dem Zimmer, wenn Sie dort keine wichtigen Dinge zu erledigen haben. Versuchen Sie es zu einem späteren Zeitpunkt noch einmal mit einem Gespräch.

- Auf einem Gespräch zu beharren, verschlimmert die Situation zusätzlich. Rückzug ist die bessere Option.

- Sollte kein klärendes Gespräch möglich sein, bitten Sie eine neutrale dritte Person Sie zu begleiten. Wenden Sie sich ggf. an einen ausgebildeten Mediatoren.

- Meist hat der verbale Angriff eines Patienten nichts mit Ihnen als Person zu tun. Finden Sie heraus, was den Patienten verärgert hat. Sollte es sich z. B. um das Essen handeln, vermitteln Sie dem Patienten die Telefonnummer der Küche, damit er sich direkt an der passenden Stelle beschweren kann.

- Buchtipp: Kienzle,T.; Paul-Ettlinger, B.: Aggression in der Pflege. Kohlhammer Verlag: Stuttgart 2005).

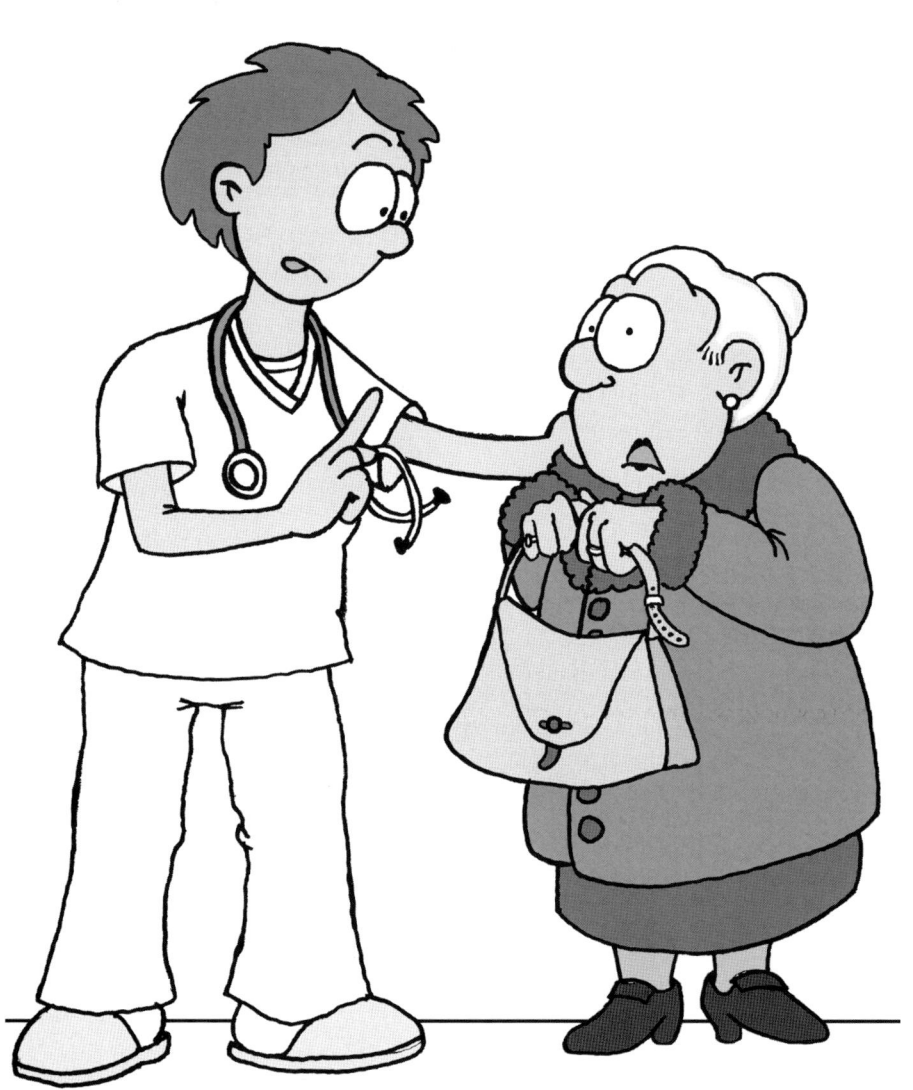

Umgang mit dem Besuch

Agathe Fröhlich ist ins Krankenhaus gekommen, um ihren Gatten Walter zu besuchen. Da sie nicht mehr so gut zu Fuß ist, kann sie nicht jeden Tag kommen, um ihn zu besuchen.

Als sie die Station betritt, begegnet sie einer Schwester.

»Guten Tag, Schwester«, grüßt Frau Fröhlich. »Wie geht es meinem Mann?«

»Wer ist denn Ihr Mann?«, will die Schwester wissen.

»Walter Fröhlich.«

»Nun«, beginnt die Schwester, »er hatte ja seine Cholezystektomie mittels einer Laparatomie. So viel ich weiß, war die Wunde beim letzten Verbandwechsel völlig reizlos und ohne irgendwelche Infektionszeichen. Natürlich können die Klammern erst in ein paar Tagen entfernt werden. Er kann auch schon wieder fast normal essen, obwohl wir nach wie vor beim Kostaufbau sind. Ich betreue ihn im Moment allerdings nicht. Das macht eine Kollegin. Aber bei der Übergabe heute Mittag wurde berichtet, wie gut alles in der Heilung fortschreitet, obwohl ich glaube, seine Leukozyten waren noch etwas erhöht. Nicht weiter tragisch, wenn Sie mich fragen. Das ist bei den meisten Patienten nach einer Operation so.«

Frau Fröhlich starrt die Schwester verwirrt an. Es hat sich alles sehr wichtig angehört. Allerdings hat Frau Fröhlich kein Wort verstanden.

»Wie geht es denn nun meinem Mann?«, fragt sie deshalb.

»Aber das habe ich Ihnen doch gerade gesagt«, antwortet die Schwester mürrisch.

»Haben Sie das?«, fragt Frau Fröhlich irritiert und zuckt ein wenig unter dem barschen Ton zusammen. »Dann danke ich Ihnen schön.«

Schnell macht sich Frau Fröhlich auf dem Weg zum Zimmer ihres Mannes.

Was antworten Sie, wenn ein Besucher nach dem Befinden seines Angehörigen fragt? Geben Sie kurze, klare Antworten? Oder setzen Sie dazu an, den ganzen bisherigen Verlauf zu berichten?

Was möchten Sie hören, wenn Sie einen Angehörigen im Krankenhaus besuchen? Stellen Sie sich dabei vor, Sie wären jemand, der keinerlei medizinische Vorkenntnisse hat.

Hier einige Tipps:

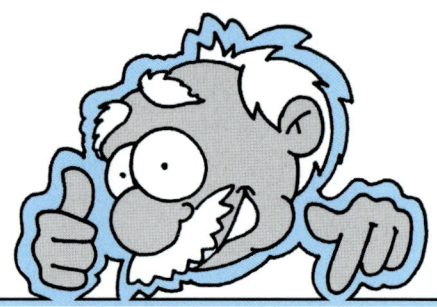

- Geben Sie dem Besucher kurze und verständliche Antworten.

- Benutzen Sie keine Fachsprache. Die meisten Angehörigen sind medizinische Laien. Besonders ältere Besucher brauchen klare Aussagen, wie z. B.: »Es geht Ihrem Mann gut«.

- Will der Besucher etwas über den Verlauf und das weiterführende Prozedere hören, schicken Sie ihn zum Stationsarzt. Gespräche mit Angehörigen sind Sache des Arztes.

- Sollte der Besucher weiterführende Informationen oder Hilfen brauchen, nennen Sie ihm Kontaktadressen, z. B. die des Sozialdienstes an Ihrer Einrichtung.

- Halten Sie ggf. ein Informationsblatt für Angehörige bereit, auf dem diese immer wieder nachlesen können, was wichtig ist, z. B. zum Thema Dekubitusprophylaxe.

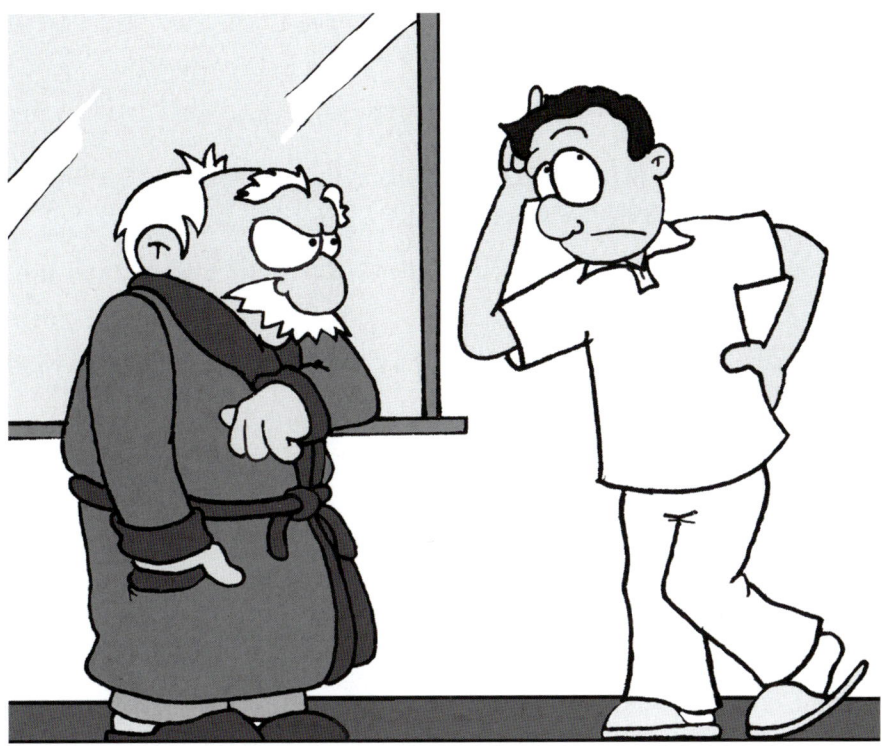

Patienten beraten und schulen

Walter fühlt sich immer besser. Heute hat er nur ein einziges Mal Schmerztropfen benötigt, worüber er sehr froh ist. Es gibt ihm selbst das Gefühl des Aufschwungs.

Walter steht gerade am Fenster und schaut hinaus, als sich hinter ihm die Tür des Krankenzimmers öffnet. Zuerst reagiert Walter darauf nicht, weil er davon ausgeht, dass der Pfleger zu Herrn Maier möchte. Umso überraschter ist Walter, als der Pfleger zu ihm kommt.

»Hallo, Herr Fröhlich«, grüßt ihn der Pfleger.

»Guten Tag«, erwidert Walter den Gruß und sieht sein Gegenüber erwartungsvoll an.

»Sie gehen ja bald nach Hause«, beginnt der Pfleger, »deshalb muss ich mit Ihnen ... äh ... ein Beratungsgespräch führen.«

»Ein Beratungsgespräch? Wofür denn?«, will Walter wissen.

»Na ja, darüber, wie Sie sich nach Ihrer Operation zu Hause verhalten müssen und so weiter«, meint der Pfleger und zuckt mit den Schultern.

»Das ist sehr interessant«, sagt Walter Fröhlich und sieht den Pfleger erwartungsvoll an.

Der Pfleger holt ein paar Mal tief Luft, schaut kurz zur Decke hinauf und wirkt so, als wisse er nicht, wie er beginnen soll.

»Sie hatten ja eine Gallen-OP«, sagt der Pfleger schließlich. »So richtig mit Bauchschnitt und allem drum und dran.«

Walter nickt und ist sehr gespannt darauf, wie es weitergehen wird.

»Sie sollten ein paar Wochen lang nicht schwer heben«, erklärt der Pfleger. »Das wäre nicht gut.«

»Warum denn nicht?«, möchte Walter wissen. »Kann dabei was passieren?«

»Allerdings«, bestätigt der Pfleger. »Sie könnten einen Narbenbruch bekommen. Dann müssten Sie noch mal operiert werden. Das wollen Sie doch nicht, oder?«

Walter schaut den Pfleger erschrocken an. Noch einmal operiert werden? Nein, das will er natürlich nicht.

»Wie lange darf ich denn nichts Schweres heben?«, fragt Walter.

»Na, die nächsten Wochen«, lautet die Antwort. »Wenn Sie es genau wissen wollen, dann fragen Sie am besten den Arzt.«

»Darf ich denn alles essen? Oder muss ich eine bestimmte Diät einhalten?«, will Walter wissen.

Der Pfleger zuckt mit den Schultern. »Also, so genau weiß ich das auch nicht. Ich glaube aber nicht.«

Walter hätte noch viele Fragen, doch er bemerkt, wie der Pfleger unruhig von einem Fuß auf den anderen tritt.

»Jetzt wissen Sie ja alles, was Sie wissen müssen«, meint der Pfleger dann auch und verlässt sichtlich erleichtert das Zimmer.

Sind Sie ebenfalls der Meinung, dass Walter nach diesem Gespräch weiß, wie er sich zu Hause verhalten soll? Was würden Sie anders machen? Was würden Sie sich für ein Beratungsgespräch wünschen, wenn Sie der Patient wären? Welche Inhalte müsste das Gespräch haben?

Hier einige Tipps:

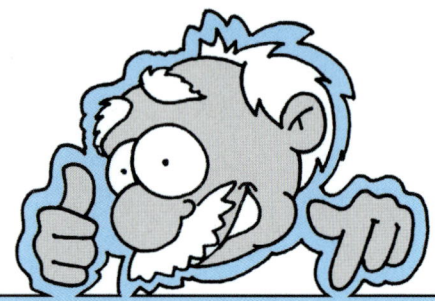

- Bereiten Sie sich auf das Beratungsgespräch vor.

- Nutzen Sie Möglichkeiten zur Patientenedukation, d. h. finden Sie heraus, wie Sie dem Patienten den Inhalt des Gesprächs vermitteln können, was er selbst an Tätigkeiten übernehmen kann und wo er Hilfe benötigt. Stellen Sie gezielte Fragen, um den Wissensstand des Patienten über seine Krankheit zu ermitteln.

- Erstellen Sie im Team ein Schema für das jeweilige Krankheitsbild, nach dem Sie vorgehen können.

- Definieren Sie den Inhalt der Beratung/Schulung.

- Benutzen Sie dieses Schema als Checkliste.

- Schalten Sie weiter betreuende Stellen ein, z. B. Sozialstationen, falls Sie das Gefühl haben, der Patient kommt zu Hause nicht allein mit der Situation zurecht (z. B. bei Subkutaninjektionen, Blutzuckermessungen, Anziehen von Kompressionsstrümpfen usw.).

- Binden Sie ggf. Angehörige in die Beratung mit ein, besonders wenn diese den Patienten zu Hause versorgen.

- Erstellen Sie Informationsblätter mit den wichtigsten Informationen, die der Patient beachten soll.

- Buchtipps: Herberger, G.: Ganzheitlich beraten in der Pflege. Schlütersche: Hannover 2005; Brieskorn-Zinke, M.: Gesundheitsförderung in der Pflege. Kohlhammer: Stuttgart 2004; Haller, N.: Die erfolgreiche Diabetesschulung. Elsevier: München 2005.

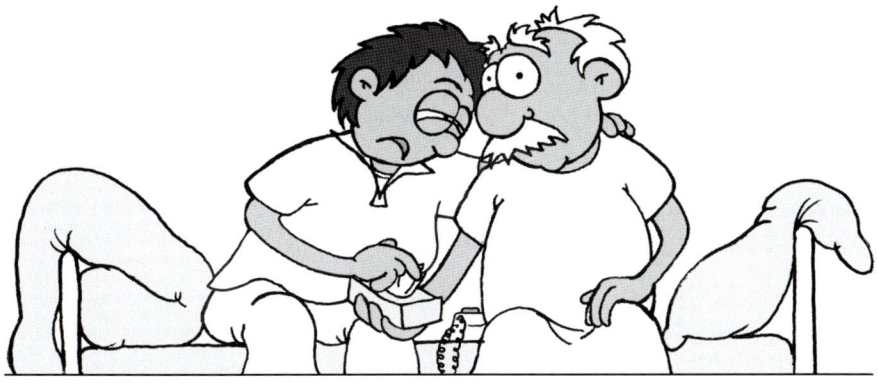

Keine Gespräche aufzwingen

Es ist früher Nachmittag, als sich die Tür öffnet und eine Schwester hereinkommt. Sie hat ein Thermometer bei sich. Sie kommt zu Walter herüber und lächelt ihn freundlich an.

»Ich würde gern Ihre Temperatur messen, Herr Fröhlich«, sagt sie.

Ergeben hält Walter sein Ohr hin, denn in diesem Krankenhaus werden schon eine ganze Weile diese modernen Ohrthermometer benutzt, die er bis dahin noch nie gesehen hat.

»Ist heute nicht ein herrlicher Sonnenschein draußen?«, bemerkt die Schwester.

Walter nickt. »Sehr schön«, antwortet er.

»Eigentlich wollte ich ja heute Morgen vor meinem Dienst noch einen kleinen Spaziergang machen, bei diesem Wetter.« Die Schwester seufzt auf. »Aber dann habe ich mich noch am Telefon mit meinem Mann gestritten. Er sollte eigentlich heute noch einige Besorgungen erledigen. Nun, es blieb natürlich wieder mal an mir hängen. Wie üblich.«

Überrascht schaut Walter die Schwester an. Er weiß nicht so recht, was er sagen soll. Immerhin mischt man sich nicht in die Angelegenheiten von anderen Menschen ein. Außerdem ist es ihm peinlich, dass die Schwester derlei Privates erzählt.

»Wegen meines Mannes konnte ich meinen Spaziergang nicht machen, weil ich mich wegen der Besorgungen noch vor meinem Dienst abhetzen durfte, nur weil der gnädige Herr nicht in der Lage ist, mich ein bisschen zu unterstützen, wie es sich in einer guten Ehe eigentlich gehören würde.«

Die Richtung, in die das Gespräch sich entwickelt, ist Walter Fröhlich reichlich unangenehm, und als sich die Schwester auch noch zu ihm aufs Bett setzt, weiß er erst recht nicht mehr, was er machen soll.

»Ich bin in meiner Ehe wirklich unglücklich«, schluchzt die Schwester. »Das können Sie mir glauben. Wenn man jung verheiratet ist, dann sieht man alles durch eine rosarote Brille. Pustekuchen, wenn man denkt, dass das so bleibt. Tut es nämlich nicht.«

Walter kramt aus seinem Nachttisch ein Papiertaschentuch hervor und reicht es der Schwester, die nun in Tränen ausgebrochen ist.

»Ach, Sie sind so ein netter Mensch, Herr Fröhlich«, schnieft die Schwester. »Ich wünschte mein Mann hätte nur ein bisschen etwas von Ihnen, dann würde ich wenigstens noch Hoffnung für meine Ehe sehen.«

Walter Fröhlich tätschelt betreten die Schulter der Schwester. Er weiß nicht, wie er sie trösten soll.

Er ist sehr erleichtert, als sie sich schließlich die Nase putzt, aufsteht und das Zimmer verlässt.

Wie würden Sie sich fühlen, wenn eine Fremde vor Ihnen ihre privaten Probleme ausbreiten würde? Würden Sie es hören wollen? Oder wäre es Ihnen unangenehm?

Hier einige Tipps:

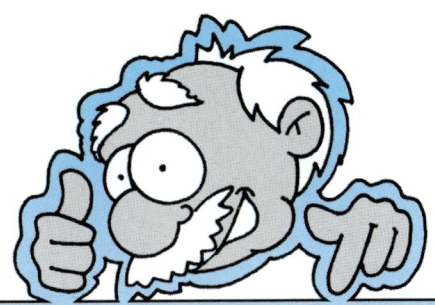

- Patienten sind keine Therapeuten!

- Lassen Sie Ihre privaten Probleme zu Hause. Patienten können mit solchen Situationen nicht umgehen und haben selbst genug eigene Probleme, die sie lösen müssen.

- Zwingen Sie Patienten keine Gespräche auf, die diese nicht haben wollen.

- Ergeben sich Gespräche von allein, ist das in Ordnung.

- Natürlich können Sie Anekdoten aus Ihrem Privatleben erzählen. Zum passenden Moment, doch sie dürfen den Patienten nicht belasten oder überfordern.

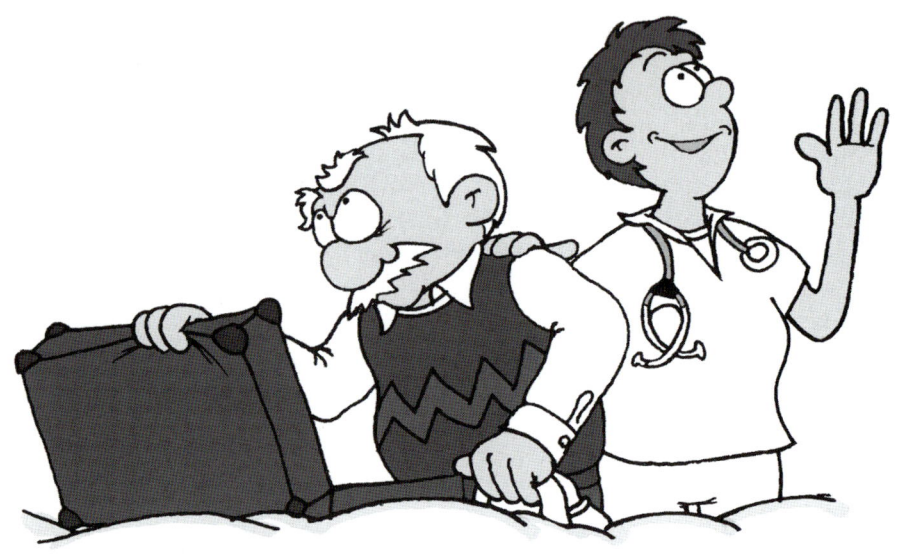

Das Entlassungsgespräch

Morgen ist es endlich so weit. Walters Entlassung steht an. Vor fünf Minuten war der Arzt bei ihm, um ihm die freudige Nachricht zu überbringen.

Vor lauter Aufregung macht sich Walter gleich daran, seinen Koffer zu packen. Später will er dann hinunter in die Halle gehen und seine Frau anrufen, um ihr mitzuteilen, dass er morgen entlassen würde.

Während er gerade seine Unterwäsche in den Koffer packt, kommt eine Schwester herein.

»Na, Herr Fröhlich. Morgen geht es endlich nach Hause«, sagt sie.

»Ja, ich freue mich schon darauf«, erwidert Walter.

»Dann wird es Zeit, ein Entlassgespräch mit Ihnen zu führen.«

»Ein Entlassgespräch? Was ist denn das?«, will Walter wissen.

»Mit jedem Patienten, der entlassen wird, müssen wir ein Gespräch führen«, erklärt die Schwester. »Ich habe gleich ein Gesprächsprotokoll mitgebracht, damit ich mir Notizen machen kann.«

Walter schaut die Schwester skeptisch an. Was sie wohl von ihm wissen will?

»Wie hat es Ihnen denn bei uns gefallen?«, fragt sie.

Noch bevor Walter etwas sagen kann, gibt die Schwester die Antwort selbst. »Bestimmt gut. Wir sind doch ein nettes Team, das so viel für die Patienten tut. Sicherlich haben Sie sich gut betreut gefühlt, nicht wahr?«

Nicht immer, will Walter eigentlich sagen. Er denkt an die eine oder andere Begebenheit während seines Aufenthaltes. Zum Beispiel als er Schmerzmittel haben wollte und keine bekam. Oder beim Verbandswechsel, als sich der Arzt und der Pfleger über Fußball unterhalten haben, anstatt mit ihm zu sprechen.

»Wie fanden Sie sich fachlich betreut?«, fragt die Schwester weiter. »Bestimmt ebenfalls gut. Wir alle gehen regelmäßig zu Fortbildungen und sind fachlich immer auf dem neuesten Stand.«

»Das ist schön«, erwidert Walter, der nicht so genau weiß, was er sagen soll.

»Werden Sie morgen abgeholt?«, will die Schwester wissen.

»Ich fahre mit dem Taxi«, antwortet Walter.

»Prima.« Die Schwester schaut noch einmal auf Ihr Gesprächsprotokoll. »Haben Sie noch irgendwelche Fragen, Tipps, Anregungen und Kritik, die Sie gerne loswerden möchten? Wahrscheinlich nicht. Aber ich muss Sie das trotzdem fragen. Immerhin wollen wir nur zufriedene Patienten nach Hause entlassen.«

Bevor Walter noch etwas sagen kann, ist die Schwester auch schon verschwunden.

Wie geht es Ihnen bei einem geplanten Entlassgespräch? Führen Sie solche Gespräche gern? Wenn ja, was mögen Sie am meisten daran? Welche Punkte sind Ihnen wichtig? Wenn nein, was sind die Punkte, die Sie stören? Wo gibt es Unsicherheiten?

Hier einige Tipps:

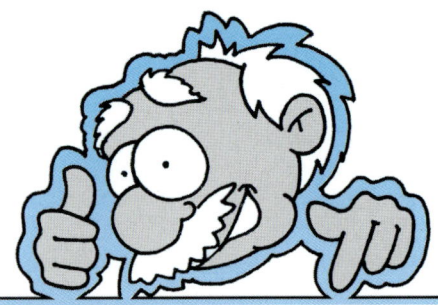

- Führen Sie das Entlassgespräch am besten am Nachmittag am Tag vor der Entlassung. Dadurch bleibt Ihnen Zeit, falls Sie für die Entlassung noch etwas organisieren müssen.

- Bitten Sie Ihren Stationsarzt, die Entlassungen frühzeitig festzulegen und Ihnen mitzuteilen.

- Legen Sie vorher in Stichpunkten fest, was Sie vom Patienten wissen wollen. Am besten gemeinsam mit allen Teammitgliedern der Station und der Pflegedienstleitung.

- Nehmen Sie sich Zeit für ein solches Entlassgespräch. Lassen Sie dem Patienten die Möglichkeit, sich seine Antworten zu überlegen.

- Notieren Sie sich Lob und Kritik, die der Patient vorbringt. Bauen Sie diese Punkte bei Ihren Stationsbesprechungen mit ein, sodass Sie gegebenenfalls gemeinsam Veränderungen besprechen können.

- Geben Sie diese Punkte auch an Ihre Pflegedienstleitung weiter, insbesondere wenn es sich um Kritikpunkte handelt, die Sie nicht ändern können.

- Buchtipp: Dangel, B.: Pflegerische Entlassplanung. Elsevier: München 2004.

Bücher zum Thema Kommunikation:

Asher, M.: Körpersprache – Richtig einsetzen und deuten. Gondrom Verlag: Bindlach 1999.
Backs, S.; Lenz, R.: Kommunikation und Pflege. Urban & Fischer: München 2002.
Brandenburg, H. (Hrsg.): Kooperation und Kommunikation in der Pflege. Freiburger Schriften. Schlütersche: Hannover 2004.
Bürger, B.; Parzinger, D.: Körpersprache. Weltbild Verlag: Augsburg 1998.
Darmann, I.: Kommunikative Kompetenz in der Pflege. Kohlhammer: Stuttgart 2000.
Gestrich, R.: Gespräche mit Schwerkranken. Kohlhammer: Stuttgart 1998.
Groothuis, R.: Soziale und kommunikative Fertigkeiten. Hans Huber: Bern 2000.
Habbel, S.: Praktisches Übungsbuch zur Kommunikation im Krankenhaus. Brigitte Kunz: Hagen 1995.
Hausmann, C.: Psychologie und Kommunikation für Pflegeberufe. Facultas Universitätsverlag: Wien 2005.
Kerres, A.; Falk, J.: Kommunikation in Ausbildung und Praxis. Brigitte Kunz: Hagen 1997.
Mahler, R.: Auf den Punkt gebracht – Professionell kommunizieren. Thieme: Stuttgart 1999.
Molcho, S.: Alles über Körpersprache. Goldmann: München 2002.
Rogall, R.; Josuks, H.; Adam, G.; Schleinitz, G.: Professionelle Kommunikation in Pflege und Management. Schlütersche: Hannover 2005.
Sachweh, S.: ›Noch ein Löffelchen?‹ – Effektive Kommunikation in der Altenpflege. Hans Huber: Bern 2002.
Schnelle, P.: Zurück zur Sprache – zurück ins Leben. Elsevier: München 2000.
Strixner, S.; Wolf, S.: Kleines Wörterbuch der Gebärdensprache. Marix Verlag: Wiesbaden 2004.
Walther, S.: Im Mittelpunkt der Patient. Thieme: Stuttgart 1997.
Watzlawick, P.: Menschliche Kommunikation. Hans Huber: Bern 2000.
Weinhold, C.: Kommunikation zwischen Patienten und Pflegepersonal. Hans Huber: Bern 1997.
Wingchen, J.: Kommunikation und Gesprächsführung für Pflegeberufe. Brigitte Kunz: Hannover 2006.

KLAMKE MACHT LAUNE

Bastian Klamke

Klamkes gepflegte Welt

Interdisziplinär!

2005. 76 Seiten, 64 Cartoons,
19,5 x 19,5 cm, Hardcover
ISBN 978-3-87706-712-3
€ 11,90 / sFr 20,50

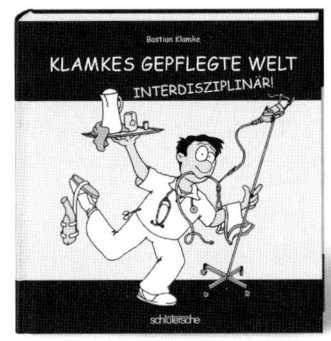

Mal heiter, mal nachdenklich, aber immer mit dem Blick fürs Wesentliche skizziert Bastian Klamke die Welt der Pflege, die er aus eigener Anschauung bestens kennt. 64 Cartoons bringt dieses Buch. Das ideale Geschenk für Pflegekräfte – ob Alten-, Kranken- oder ambulante Pflege.

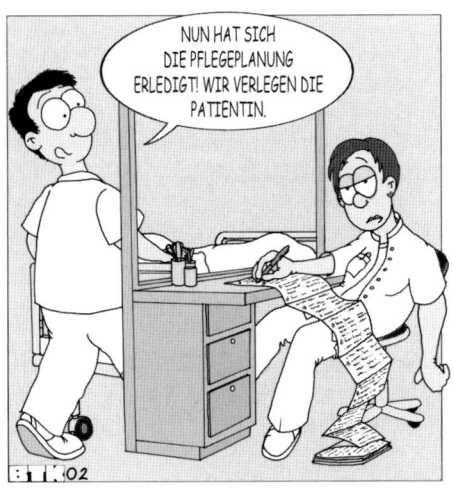

»Ein ideales Geschenk nicht nur für Pflegekräfte. Und es zeigt: Auch in der Pflege gibt es etwas zu lachen.«

Heim + Pflege

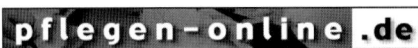

Stand Februar 2007. Änderungen vorbehalten.

— schlütersche —

KLAMKE LIEBT IRONIE

Bastian Klamke

Klamkes gepflegte Welt 2

Alles wie gehabt

2005. 72 Seiten, 64 Cartoons,
19,5 x 19,5 cm, Hardcover
ISBN 978-3-89993-150-1
€ 11,90 / sFr 20,50

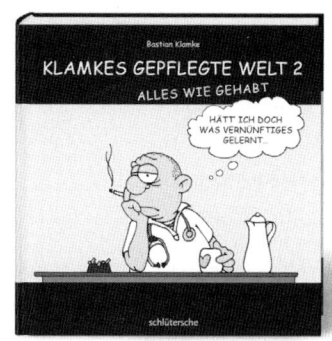

Der zweite Band der »Gepflegten Welt« bringt 64 neue Cartoons zum Schmunzeln, Lachen oder Verschenken. Wie im ersten Band skizziert Bastian Klamke mit spitzer Feder eine tragisch-kuriose Welt der Pflege. Und die Resonanz seiner Leser gibt ihm Recht ... Humor in der Pflege hilft! Überzeugen Sie sich selbst!

»›Alles wie gehabt‹ – der Zeichenstil, der hintergründige Humor, die Thematik. Manchmal muss man sehr genau hinsehen, um alle Nuancen zu erfassen, manchmal den Text noch einmal lesen. Gerade das längere Betrachten und das erzwungene Nachdenken machen ihn wertvoll. Weder Althergebrachtes noch die neuesten Entwicklungen in der Medizin und Pflege bleiben Klamkes kritischem Blick verborgen. Es darf wieder gelächelt und gelacht, geschmunzelt und verschenkt werden – ein Buch für In- wie auch für Outsider der Pflege« *Altenpflege*

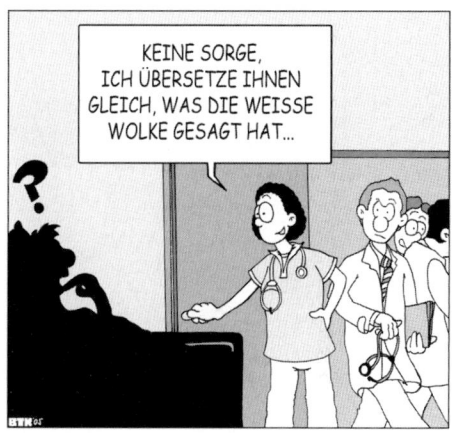

schlütersche

Stand Februar 2007. Änderungen vorbehalten.

KLAMKE BRINGT POST

Bastian Klamke

Grüße aus der gepflegten Welt

Das Postkartenbuch

2005. 16 Postkarten mit Cartoons, 16,0 x 10,5 cm
ISBN 978-3-87706-864-3
€ 8,90 / sFr 15,90 (UVP)

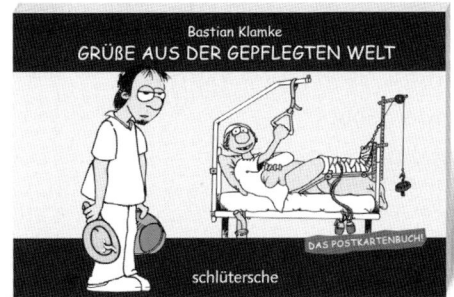

Das Postkartenbuch ist eine Sammlung der beliebtesten Klamke-Cartoons und noch unveröffentlichtem Material. Dabei sind auch Postkarten für die wirklich wichtigen Anlässe des Lebens: Weihnachten, Geburtstag, neuer Job etc. Die farbigen Postkarten lassen sich durch die Perforation leicht heraustrennen – zum Verschicken oder Verschenken oder um sie im Stationszimmer aufzuhängen!

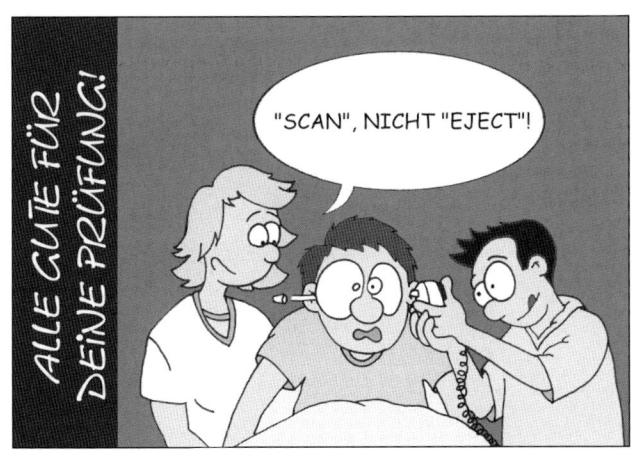

Stand Februar 2007. Änderungen vorbehalten.

schlütersche